Barbara Bojack

Gewaltprävention

Barbara Bojack

Gewaltprävention

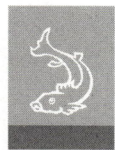

URBAN & FISCHER · München · Jena

Zuschriften und Kritiken an:
Urban & Fischer Verlag
Lektorat Altenpflege
Am Bleicheberg 18
06484 Quedlinburg

Die Deutsche Bibliothek – CIP-Einheitsaufnahme
Ein Titeldatensatz für diese Publikation ist bei
der Deutschen Bibliothek erhältlich.

Lektorat und Redaktion: Dr. Grit Wurlitzer, Quedlinburg
Redaktionelle Mitarbeit: Ruth Mamerow, Hamburg
Herstellung: Hildegard Graf, München
Satz und Druck: Laupp & Göbel, Nehren
Umschlaggestaltung: Prepress Ulm GmbH, Ulm
Titelfoto: Getty Images / Kaluzny/Thatcher

ISBN 3-437-46200-8
Printed in Germany

Vorwort

Das Thema „Gewalt in der Altenpflege" ist in die öffentliche Diskussion gerückt worden, hat einen großen Stellenwert erhalten und ist damit ins Bewusstsein vieler Menschen gedrungen. Die Medien berichten über Gewalttaten und unnatürliche Tode in Altersheimen und Pflegeeinrichtungen, aber auch im häuslichen Umfeld.

Es gibt inzwischen viele Lehrbücher, die sich mit dem Thema befassen, doch Hilfestellungen in Form praktischer Ratschläge und Angebote fehlen häufig. Dieses Buch wendet sich in erster Linie an AltenpflegerInnen, die konkrete Anregungen suchen und sich mit den Schwierigkeiten ihrer Arbeit auseinandersetzen wollen. Sie sollen es als Handbuch für die tägliche Arbeit nutzen können, in dem sie für konkrete Situationen Richtlinien und Anregungen für jeweils angemessene Verhaltensweisen bekommen. Eine Fülle von Fallbeispielen bietet die Möglichkeit, eigene Arbeitssituationen wieder zu erkennen und Verhaltensvarianten zu durchdenken.

Das vorliegende Buch hilft, Formen von Gewalt zu erkennen, und macht deutlich, wie sich Gewalt bereits im Vorfeld vermeiden lässt. Voraussetzung dafür ist das Verständnis von verschiedenen Verhaltensweisen. An den zahlreichen Beispielen aus der Praxis lässt sich lernen, wie zu vermeiden ist, selbst Täter oder auch Opfer zu werden. Gewalt wird in diesem Sinn nicht nur bewusst gemacht, sondern es werden in aller Deutlichkeit Möglichkeiten dargestellt, Gewalt zu verhindern oder mit ihr umzugehen. Dabei verfolgt das vorliegende Buch zwei Zielrichtungen:

- Den Schutz der alten Menschen vor eigener und fremder Gewalt und Aggression
- Den eigene Schutz im Umgang mit Gewalt und Aggression.

Bezug genommen wird auf typische Situationen in Lebensbereichen alter Menschen im Zusammenhang mit Aktivitäten des täglichen Lebens (ATL). Die Fallbeispiele spiegeln Situationen in der Familie, der häuslichen Pflege sowie im Alten- oder Pflegeheim wider und beruhen in der Regel auf tatsächlich stattgefundenen Ereignissen.

Im Kontakt mit Menschen, seien sie alt oder jung, pflegebedürftig oder selbstständig, ist es wichtig, sich die Präambel unseres Grundgesetzes bewusst zu machen:

„Die Würde des Menschen ist unantastbar".

Das gilt für AltenpflegerInnen und die zu betreuenden alten Menschen gleichermaßen und ist deshalb Leitgedanke dieses Buches.

Die Namen in den Fallbeispielen sind frei erfunden, Rückschlüsse auf lebende Personen sind zufällig.

Vorgeschlagene Handlungsanweisungen stellen keinen schablonenhaften Lösungsweg des Problems dar, es ist wichtig, sie fallbezogen und individuell zu variieren.

Gießen, im Juni 2001   Barbara Bojack

Inhaltsverzeichnis

Abkürzungen

☞	siehe
Abb.	Abbildung
BGB	Bürgerliches Gesetzbuch
bzw.	beziehungsweise
d. h.	das heißt
evtl.	eventuell
ggf.	gegebenenfalls
Kap.	Kapitel
StGB	Strafgesetzbuch
u. a.	unter anderem, und andere

Abbildungsnachweis

Kapitelanfangsseiten	Karin Wurlitzer, Greifswald, nach Ideen von Grit Wurlitzer, Quedlinburg
L119	Karin Wurlitzer, Greifswald
L215	Sabine Weinert-Spieß, Neu-Ulm
O149	Grit Wurlitzer, Quedlinburg

Aggression, Gewalt und Misshandlung – synonymer Sprachgebrauch

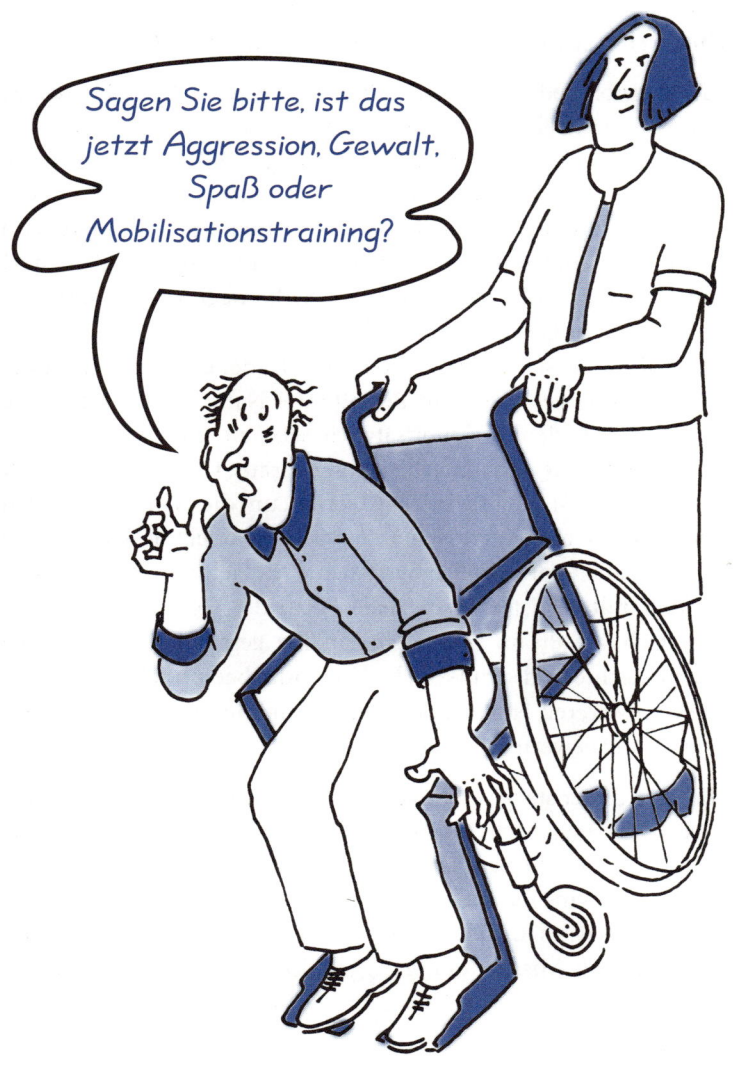

1

1.1 Fließende Übergänge

Die Begriffe Aggression, Gewalt und Misshandlung sind in der Praxis selten klar voneinander zu trennen, weil die Übergänge fließend sind. Deshalb werden sie im alltäglichen Sprachgebrauch fast immer synonym verwendet, obwohl es für jeden dieser drei Begriffe verschiedene, zum Teil voneinander abweichende, sich zum Teil überschneidende theoretische Definitionen gibt.

Sehr vereinfachend kann Folgendes gesagt werden:

- **Aggression** bedeutet wörtlich übersetzt Angriff. Das ist zunächst einmal wertfrei, denn damit kann auch gemeint sein, dass mit großer Energie etwas erledigt, also in Angriff genommen wird. Genauso kann aber auch ein Mensch (auch Gegenstände oder Tiere) mit Worten oder Taten angegriffen werden. Aggression beinhaltet ein Gefühl bzw. eine Grundstimmung (Aggressivität) und auch Handlungen. An dieser Stelle beginnt der fließende Übergang zu Gewalt und Misshandlung.
- **Gewalt** ist ein sehr weitgefasster Begriff, aber ebenso wertfrei wie Aggression, wenn man an Begriffe wie Naturgewalten oder die Staatsgewalt denkt. Grundsätzlich setzt sie eine Konstellation von Herrschaft und Unterdrückung voraus. Charakteristisch ist, dass Zwang ausgeübt wird. Die Gewalt, um die es in diesem Buch geht, kann aus Aggressivität erwachsen oder als strukturelle Gewalt auch von sozialen Systemen, z. B. Heimen, ausgehen.
- **Misshandlung** ist eine spezielle Form der Gewalt, bei der ein Mensch gewaltsam und nicht zufällig geschädigt wird, wobei seine Rechte und sein Wohl bedroht oder beeinträchtigt werden. Die schwereren Formen der Aggression können schon als Misshandlung gewertet werden.

Schon bei dieser stark vereinfachten Darstellung, der Wissenschaftler verschiedener Fachrichtungen widersprechen würden, weil sie zu ungenau ist, fällt auf, dass eine Abgrenzung nicht so recht gelingen will, weil eins ins andere übergeht.

In der Praxis ist es für Betroffene jedoch gar nicht entscheidend, ob ein Konflikt als Misshandlung, Aggression oder Gewalt bezeichnet wird, wenn

- angeschrien wird
- konsequent geschwiegen und so Missachtung deutlich wird
- grob angefasst wird
- notwendige Hilfestellungen vorenthalten werden
- unangemessen angesprochen oder behandelt wird
- gezwungen wird
- seelisch oder körperlich verletzt wird.

Entscheidend ist, dass aggressive und gewalttätige Angriffe, ob sie nun verbal oder körperlich stattfinden, die Würde des Menschen missachten. Wichtiger als zuzuordnen scheint es deshalb, zu ergründen, wodurch es zu einer dieser Formen gekommen ist. Denn dies schließt die Chance ein, potenziell gefährliche Situationen (☞ 1.2.3) zu erkennen und zu verhindern.

Fallbeispiel

Frau Berger ist neu im Altenheim. Sie benötigt ein Hörgerät und wird wegen einer Halbseitenlähmung beim Essen unterstützt. Es gibt Spinat, den sie nicht mag, was zwar im Aufnahmegespräch erwähnt wurde, aber niemand mehr so richtig weiß.

Pfleger Erwin redet ihr zunächst gut zu, sie solle den Mund öffnen, als er den Löffel anreicht. Nach mehreren vergeblichen Aufforderungen schreit er ihr schließlich direkt ins Ohr, sie solle den Mund öffnen und drückt ihr den Löffel zwischen die Lippen. In diesem Moment fegt Frau Berger den Teller vom Tisch und stößt dabei dem Pfleger mit dem Ellenbogen zwischen die Rippen.

Aggressives Verhalten und Gewaltausübung findet sich oft bei beiden an einem Konflikt beteiligten Personen. Beide sind dann Täter und Opfer zugleich. Das Fallbeispiel zeigt, wie sich Aggression und Gewalt gegenseitig beeinflussen:

- Frau Berger übt in ihrer Hilflosigkeit passive Aggression aus: Sie spricht nicht und öffnet auch nicht den Mund.
- Der Pfleger ist frustriert und schreit ihr schließlich direkt ins Ohr, obwohl sie ihn mit dem Hörgerät gut verstehen kann (verbale aktive Aggression). Er misshandelt sie sogar, indem er ihr den Löffel gewaltsam zwischen die Zähnen drückt.

1

- Frau Berger greift schließlich zu Gegenmaßnahmen und fügt ihm körperliche Schmerzen zu.

In der Regel ereignen sich Gewalt und Aggression in der Pflegebeziehung ohne eine vorsätzlich schädigende Absicht. Allerdings entsteht Gewalt auch nicht im luftleeren Raum. Die entscheidende Quelle für derartige Verhaltensweisen ist **Frustration**. Sie entsteht oft innerhalb von Beziehungen oder wirkt sich auf diese aus. Dabei muss die Ursache nicht immer in der Beziehung selbst liegen. Das Gefühl der Frustration wird nicht selten von außen in eine Pflegebeziehung hinein gebracht. So kann sich z. B. der Ärger über die eigenen Kinder oder die Situation in ungerechtfertigtem Verhalten gegenüber dem Pflegenden entladen. Diesen Mechanismus gilt es zu erkennen, um Abhilfe zu schaffen (☞ Kap. 4)

 Aggressive und gewalttätige Impulse sind in keiner menschlichen Beziehung auszuschließen und können beispielsweise auftreten
- in der Familie, z. B. wenn es zwischen Mutter und Tochter „kracht"
- in der Pflegebeziehung zwischen alten Menschen und Pflegekräften, wenn z. B. eine Person der anderen ihren Willen aufzwingen will
- in Wohn- und Arbeitsgruppen, wenn z. B. die Gewohnheiten des einen dem Anderen unerträglich sind.

Hin und wieder werden von alten Menschen ebenso wie von AltenpflegerInnen unangemessene Reaktionen oder Verhaltensweisen als „Ausrutscher" bagatellisiert. Diese Sichtweise sollte nachdenklich stimmen. Sie ist ebenso gefährlich wie das Verschweigen von Konflikten, denn aggressive Gefühle verschwinden nicht von selbst, sie werden sich mit großer Wahrscheinlichkeit erneut ein Ventil suchen. Mehr und mehr nehmen AltenpflegerInnen deshalb wahr, dass das Angebot vertrauensvoller Beziehungen und Arbeit

1

am Konflikt notwendig ist, um in Grenzsituationen das richtige „Maß" zu finden. Auch die so genannten Ausrutscher gilt es zu klären, um ähnliche Situationen in der Zukunft vermeiden zu können.

 Als Grundregel gilt: Immer dann, wenn die Würde eines Menschen durch Worte oder Taten verletzt wird, ist die Grenze überschritten und Aggression, Gewalt und Misshandlung haben ein Schlachtfeld erobert, auf dem es Täter und Opfer geben wird.

1.2 Aggression im Blickpunkt

Prinzipiell kann jeder an einer Beziehung Beteiligte aggressiv reagieren. Aggressionen in der Altenpflege gehen in der Regel entweder von alten Menschen, von Pflegenden, manchmal auch von den Angehörigen oder den Institutionen selbst aus.
Aggressionsformen lassen sich einteilen in

* **verbale** und **körperliche Agression**
* **Fremd-** und **Autoaggression.**

1.2.1 Verbale Aggression

Die Übergänge zwischen widerspenstigem und aggressivem Verhalten, zwischen Schimpfen und Beschimpfen sind fließend und können nicht klar definiert werden. Allein der Ton, in dem etwas gesagt wird, kann entscheidend sein für Grenzen, an denen Verletzung beginnt. Der Ton spielt eine Rolle dafür, wie etwas beim Gegenüber ankommt. Nicht alles, was vielleicht ein Schimpfwort sein könnte, ist möglicherweise auch so gemeint und manch an sich „harmloser" Satz kann so abfällig hervorgebracht werden, dass er dennoch verletzt.

1

Fallbeispiel
Versuchen Sie, in unterschiedlichen Tonarten folgende Worte zu sagen:
- *So nicht, meine Liebe*
- *Lassen Sie mich in Ruhe*
- *Aufstehen*
- *Jetzt ist es aber genug*
- *Ich will Ihnen gern helfen*
- *Sie müssen die Beine heben*

Verbale Aggression kann sehr subtil sein und ist in der Pflege häufiger anzutreffen als körperliche. Das mag wohl daran liegen, dass sie keine (sofort) sichtbaren Spuren hinterlässt, bzw. bei später auftretenden Schäden der Kausalzusammenhang schwer zu bestimmen ist. Insgesamt sind verbale Aggressionen schwer nachweisbar und damit schwer zu ahnden.

Dennoch kann verbale Aggression durch den häufig damit verbundenen **Angriff auf das Selbstwertgefühl** weitaus schmerzhafter sein als körperliche. Oft geht es um Machtausübung durch Worte. Nicht immer kommt es zu offenen Wortgefechten und Auseinandersetzungen. Es kann auch zu verdeckten Äußerungen kommen, indem Gerüchte verbreitet oder geschürt werden, gegen die sich ein Betroffener schwer zur Wehr setzen kann.

■ *Aktive Form*

Unter der aktiven Form wird verstanden, dass Unmut **verbal geäußert** wird. Typische Beispiele für aktive, verbale Aggression, die von alten Menschen ausgeht, sind:

- Es wird beleidigt und beschimpft. Dabei wird das Opfer entwertet, kritisiert oder bedroht.
- Es können aber auch übertriebene Forderungen geäußert werden.
- Eine andere Variante sind ständige Vorwürfe.
- Manche „Scherze" zeichnen sich dadurch aus, dass abfällige, abwertende Bemerkungen im Lachen „versteckt" werden. Auch diese Form kann den Betroffenen tief verletzen.
- Missfallen wird durch Schreien ausgedrückt.

1

Fallbeispiel
Sobald die Altenpflegerin Susanne das Zimmer betritt, um Frau
Schimmel zum Spazierengehen anzuziehen, schreit diese laut und
unaufhörlich. Einem Gespräch ist sie nicht zugänglich. Susanne
reagiert ebenso laut: „Sie haben aber auch immer was zu schreien!"
Sie geht und knallt die Tür zu.

Eine andere Möglichkeit der aktiven verbalen Aggression wird
häufig von alten Menschen, mitunter auch von Angehörigen ange-
wandt: Es werden bösartige Gerüchte verbreitet. Ebenso subtil ist
es, Abwertungen geschickt zu verpacken und anderen in den Mund
zu legen.

Fallbeispiel
Pflegerin Anja hat schöne lange und lockige Haare, die sie meist hoch-
gesteckt trägt. Eines Tages lässt sie die Haare offen. Frau Petz, zu der
sie ins Zimmer kommt, sagt zu ihr: „Meine Mutter hat immer gesagt,
ordentliche Mädchen tragen die Haare nicht offen, das ist schlampig".

Verbale Aggression, die vom Pflegepersonal ausgeht, äußert sich
meistens in lauten, rohen Umgangsformen, im Ausschimpfen und
Abwerten.

■ Passive Form

Bei der passiven Form **schweigt** der alte Mensch oder **verwehrt**
die Zustimmung oder die Mitarbeit, ist unkooperativ, verweigert
sich, nimmt keine Hilfe an. Es wird überhört oder auf Ansprache
nicht reagiert.

Fallbeispiel
Frau Kurz wird von Pfleger Michael gefragt, ob sie in den Aufent-
haltsraum möchte. Frau Kurz gibt keinerlei Antwort, tut, als höre sie
nicht und dreht laut ihr Radio auf.

Auch bei den Pflegenden kann verbale passive Aggression beobachtet werden.

1

Fallbeispiel

Die alte Frau Mutz erinnert Pflegerin Margot an ihre Schwiegermutter, von der sie sich nicht gut behandelt fühlt und die sie an ihren freien Wochenenden betreuen muss. Als Frau Mutz der Pflegerin Margot strahlend das Bild ihrer Enkelin mit der Schultüte zeigt, sagt Margot völlig tonlos: „Ihre Enkelin schielt aber ziemlich." Frau Mutz ist den Tränen nahe.

1.2.2 Körperliche Aggression

Körperliche Aggression richtet sich gegen Gegenstände, Personen und als Autoaggression auch gegen die eigene Person. Auch hier gibt es eine aktive und eine passive Form.

■ Aktive Form

Eine aktive Form ist, die Aggression an **Gegenständen** auszulassen. Das zeigt sich, indem **alte Menschen** z. B.

- mit Fenstern und Türen knallen
- Kleider und Gegenstände umher werfen und ein Durcheinander verbreiten
- Gegenstände zerstören
- Wände bemalen und beschmieren
- Feuer legen.

Auch **gegenüber anderen Personen** können alte Menschen aggressiv reagieren, z. B. indem sie schlagen, kratzen, beißen, treten, stoßen oder an den Haaren ziehen. Manchmal wird auch ganz bewusst Mehrarbeit verursacht, z. B. durch absichtliches Verschmieren von Fäkalien.

Zur aktiven Form körperlicher Aggression **von Seiten der Pflegenden** gegenüber einem alten Menschen gehören z. B.

- grobe, rohe Umgangsformen wie Schubsen, Kneifen oder Ziehen
- auf die Finger klopfen oder einen Klaps geben
- ewig auf dem Toilettenstuhl sitzen lassen oder auf dem Nachtstuhl Essen einnehmen lassen

1

- ihn zu zwingen, etwas zu essen oder zu trinken, was er nicht mag. Von eindeutiger Gewaltanwendung kann gesprochen werden, wenn dem alten Menschen der Mund zur Nahrungszufuhr unter Zwang geöffnet wird.

Manchmal haben körperliche Aggressionen sichtbare Folgen (z. B. Kratzspuren), häufig hinterlassen sie jedoch genau wie verbale Aggressionen keine äußerlich sichtbaren Schäden.

■ Passive Form

Zur passiven Form körperlicher Aggression kann es z. B. gehören, wenn

- alte Menschen Nahrung verweigern, absichtlich langsam reagieren, sich unkooperativ verhalten oder sich fallen lassen
- Pflegende Sicherheits- und Hygienemaßnahmen nicht beachten, z. B. keine Antirutschmatte in die Badewanne legen
- Pflegende notwendige Pflegeleistungen unterlassen, z. B. Prophylaxen oder eine ausreichende Flüssigkeitszufuhr.

1.2.3 Fremdaggression

Aggression wird als **Fremdaggression** bezeichnet, wenn sie sich gegen einen oder mehrere andere Menschen richtet. Diese Lust, jemanden anzugreifen, kann sich mit Worten, aber auch tätlich äußern.

Fallbeispiel

Herr Kurt wird regelmäßig aggressiv und beschimpft lautstark seine Frau, wenn sie die Wohnung sauber macht und ihn deshalb im Rollstuhl in der Wohnung hin und her fährt. Er tritt dann auch schon mal mit seinem gesunden Bein nach ihr oder wirft absichtlich Dinge vom Tisch.

Jeder Mensch wird in seinem Leben immer wieder mit aggressivem Vehalten konfrontiert, entweder, weil er sich selbst aggressiv verhält oder weil sich der wörtliche oder tätliche Angriff eines anderen gegen ihn richtet.

1

Aggression geschieht bewusst oder unbewusst und äußert sich durch

- Sprache
- Stimmlage
- Gesichtsausdruck
- Körperhaltung
- Taten.

■ *Ursachen*

Gesellschaftliche Ursachen
Bereits im sozialen Umfeld kann der Grundstock für Aggressivität gelegt werden. **Repressive Erziehung** zu Hause oder in der Schule,

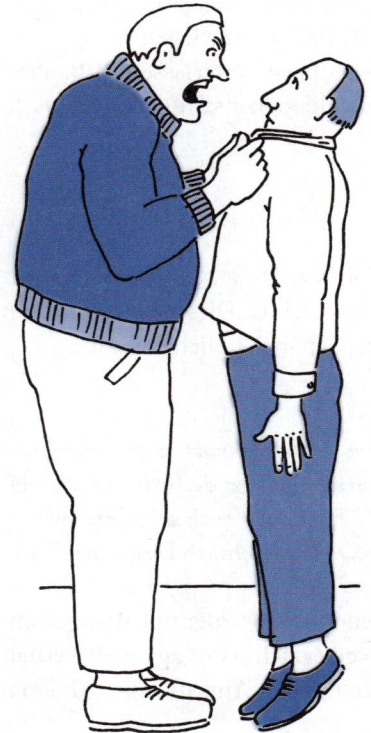

Abb. 1: Auch „ohne Ton" lässt sich an Mimik, Gestik und Körperhaltung erkennen, wer sich in dieser Situation aggressiv verhält und wer gedemütigt wird. [L119/0149]

1

Unterdrückung, das Erleben von Macht und Machtlosigkeit können einen Menschen prägen.

Immer wieder wird auch der **Einfluss der Medien** (gewaltverherrlichende Filme) und entsprechende Computerspiele auf das Verhalten vor allem von Kindern und Jugendlichen diskutiert.

Erfolg hat in unserer **Leistungsgesellschaft** einen hohen Wert und findet Anerkennung, auch wenn er mit Cleverness und spitzen Ellenbogen auf Kosten anderer erkämpft wird. Rücksichtnahme wird eher als Zeichen von Schwäche gewertet. Das gilt nicht nur für die berufliche Karriere, sondern zeigt sich z. B. auch im Straßenverkehr.

Individuelle Ursachen

Aggressives Verhalten ist häufig im Laufe einer langen **Lebensgeschichte** erlernt und erfahren worden. Wer als Kind bereits Ablehnung, Hass, vielleicht auch häufig wechselnde Bezugspersonen erlebt hat, konnte wenig positive Erfahrungen im Umgang mit anderen Menschen sammeln. Wer wenig Zuwendung erfahren und wenig Geborgenheit erlebt hat, reagiert so, wie mit ihm umgegangen wurde. In für ihn **bedrohlichen Situationen** (☞ auch 5.1.1) wird er schnell aggressiv. So können beschädigte Kindheiten, wenn sie nicht bewältigt wurden, dazu führen, dass Opfer zu Tätern werden. Bedrohlich können solche Situationen sein, in denen sich Menschen

- unsicher
- unverstanden oder
- überfordert fühlen.

Fallbeispiel

Frau Schmitz reagierte immer wieder mal aus scheinbar unerklärlicher Ursache aggressiv, bis der Grund dafür gefunden wurde: Wenn die Batterien ihres Hörgerätes nicht mehr genügend Strom lieferten, fühlte sie sich aus Gesprächen ausgeschlossen und unsicher. Sie hatte das Gefühl, man redete schlecht über sie und wurde aggressiv.

Auch Lebenskrisen, Einsamkeit, Schmerzen, Angst und Unbehagen können Auslöser aggressiven Verhaltens sein.

1

Von besonderer Bedeutung ist, ob ein Mensch gelernt hat, mit **Stress** umzugehen. Wer es von Kindheit an gewohnt ist, stressende Situationen konstruktiv zu bewältigen, der wird die Lösung seiner Probleme nicht im Alkohol und aggressivem Verhalten suchen. Positive Stressbewältigung lässt sich von Vorbildern in der Familie oder auch von Menschen im sozialen Umfeld lernen. Die Auswirkungen können bis ins hohe Alter reichen.

Immer gibt es auch **potenziell gefährliche Situationen**, in denen sich Grenzen verschieben und die bereits erwähnten, so genannten „Ausrutscher" zu Auslösern von Gewalt werden. Solche Situationen können auftreten, wenn Menschen in besonderer Weise verletzbar oder wehrlos sind, beispielsweise durch körperliche und geistige Erkrankungen.

Fallbeispiel
Frau Gerdes wird wegen fortschreitender Demenz in ihrer Wohnung von Altenpflegerin Marianne betreut, die einen Wohnungsschlüssel hat und jeden Morgen kommt. Als Marianne Urlaub hat, kommt ihre Kollegin Katrin. Frau Gerdes reagiert ängstlich und verwehrt der für sie fremden Frau den Zutritt. Diese schimpft mit ihr, drängt sich mit Gewalt in die Wohnung und erklärt laut, dass sie nur helfen will. Frau Gerdes fühlt sich bedroht und greift Katrin mit dem Schlüsselbund an.

■ Hinweise für Helfer

Professionelle AltenpflegerInnen erkennen potenziell gefährliche Situationen wie im oben genannten Fallbeispiel und wissen sie zu verhüten. Es wäre beispielsweise möglich gewesen,

- die neue Pflegerin rechtzeitig einzuführen
- die Angst der Frau Gerdes vorauszusehen und sich darauf einzustellen, indem man ihr Verhalten reflektiert. Dazu eignet sich z. B. die Methode der Validation®, einer speziell für sehr alte und verwirrte Menschen entwickelte Kommunikations- und Therapieform, die es ermöglicht, mit den Verwirrten in Verbindung zu treten oder zu bleiben

- die Situation nicht eskalieren zu lassen, sondern einen neuen Versuch zu einem späteren Zeitpunkt zu organisieren, an dem Bekannte von Frau Gerdes, z. B. Nachbarn, anwesend sind
- Rituale zur Begrüßung zu erproben, z. B. eine Melodie, die für Frau Gerdes vertraut ist oder einen Ausspruch von ihr zu benutzen, immer das gleiche Klopfzeichen mit ihr beim Kommen und Gehen zu üben, Namen von ihr vertrauten Personen in die Begrüßung einzubeziehen.

Präventive Maßnahmen bestehen also darin,

- Vertrauen zu schaffen
- Überforderungen zu erkennen und zu vermeiden
- Stresssituationen zu vermeiden
- Regelmäßigen Kontakt durch Bezugspersonen herzustellen
- Raum für Sicherheit, Ruhe und Entspannung anzubieten.

Tipps für die Praxis

▶ Nicht jede „Schelte" und jedes Schimpfen sind mit Aggression gleichzusetzen. Doch es ist auch ohne die Anwendung von Tadel oder Schelte möglich, Grenzen zu setzen und zu überzeugen. In potenziell gefährlichen Situationen kann Schimpfen aggressive Reaktionen auslösen.

■ Aggressionsabbau im Umgang mit dementen alten Menschen

Mit dem Begriff Demenz werden viele negative Eigenschaften verbunden, doch nicht alles, was merkwürdig erscheint, beruht auch auf Demenz. Junge Menschen würden nicht auf die Idee kommen, von Demenz zu sprechen, wenn sie einen Termin vergessen haben oder ihr Handy nicht finden können, wenn es irgendwo klingelt. Nervöses oder aggressives Verhalten wird bei ihnen eher unter „Stress" abgebucht. Auch alte Menschen haben ein Recht auf normale Stressreaktionen, ohne sofort in die Schublade aggressiv oder dement abgeschoben zu werden. Häufig fehlt alten Menschen auch nur ein Hilfsmittel wie z. B. eine Hörgerätebatterie im oben genannten Beispiel, um aggressive Störungen zu beseitigen.

1

Was fällt auf?
Wirklich demenzkranke Menschen leiden an einer erworbenen, dauerhaften Intelligenzminderung. Sie brauchen besondere Zuwendung, damit ihre Defizite kompensiert werden können.

Sie denken, alles richtig zu machen, sie vertuschen ihre Unsicherheit häufig, indem sie sich den Alltag vereinfachen. Weil sie nicht wissen, was sie anziehen sollen, nehmen sie z. B. im Altenheim auch aus dem Schrank der Nachbarin Kleidung und ziehen diese über die eigene.

Sie sprechen häufig in schablonenhaften, klaren Sätzen, so dass ihre Hilfebedürftigkeit von Außenstehenden nicht erkannt wird, z. B. wenn eine alte Frau regelmäßig wiederholt „ja Dankeschön, alles in bester Ordnung", obwohl sie überhaupt nicht weiß, was mit ihr geschieht.

Sie verstehen Scherze oder Späße oft **nicht** und fühlen sich durch unklare Anreden stark unwohl.

Sie wissen häufig nicht, wo und in welcher Zeit sie sind.

Sie sichern verzweifelt ihre Lebenssymbole (z. B. Schlüssel, Geldbörse), indem sie sie verstecken und sind verstört, wenn sie diese nicht wieder finden.

Sie wiederholen **vulgäre Ausdrücke** oder Schimpfworte, ohne sie zu verstehen. Es ist möglich, dass sie diese Worte in ihrem Leben besonders verabscheut und deshalb tief in ihrem Unterbewusstsein „vergraben" haben, das Erinnerungsvermögen aber gerade diese alten Sprüche unkontrolliert hervorholt, die sie nun automatische wiederholen, weil ihnen der Sinn verloren gegangen ist, der Sprachrhythmus kurzer Ausdrücke ihnen aber gut tut.

Fallbeispiel
Frau Peters sitzt am Kaffeetisch und sagt monoton immer wieder „Schweinehunde" vor sich hin. Als die Altenpflegerin Sandra sich zu ihr setzt, ihr Kaffee eingießt und fragt, was denn los sei, sagt sie lauter „Schweinehunde". Den Kaffee nimmt sie nicht und ruft jetzt laut „Schweinehunde".
Sandra sagt jetzt, „Ich kenne auch Schweine und Hunde. Im Hof. Schweine und Hunde. Der Hund bellt." Frau Peters hält inne und sagt „bellt". „Ja, der Hund bellt beim Bauern im Hof", sagt Sandra, „und

die Katze macht miau und wie macht eine Kuh? „Muh", sagt Frau
Peters und lacht. Beide zählen weiter Tiernamen auf und was sie
von ihnen wissen. Frau Peters hat die „Schweinehunde" vergessen.
Für nächste „Attacken" bittet Sandra die Ergotherapeutin der
Station. Tiere und Teile eines Bauerhofes zum Demonstrieren und
Spielen zu besorgen.

Wer demenzkranke Menschen verbessert oder korrigiert,
macht sie unsicher.

 Tipps für die Praxis

Grundregeln zur Aggressionsprävention bei Dementen

▶ Bewegung schaffen, z. B. in speziell dafür vorgesehenen Rundgängen
▶ enge, überfüllte Räume vermeiden
▶ für helle Räume bzw. gute Beleuchtung, sorgen
▶ nicht laut sprechen oder schimpfen
▶ langsam mit Pausen und in kurzen Sätzen sprechen, diese wiederholen
▶ besser mit tiefer, ruhiger als mit heller, hoher Stimme sprechen
▶ für Ruhe sorgen, Demente ermüden schnell
▶ Betroffene in Entscheidungen einbeziehen und ihre Autorität
erhalten
▶ die Wahrnehmungen dementer Menschen bestätigen, nicht ablehnen oder korrigieren, sondern auf das eingehen, was sie erzählen und empfinden (Methode der Validation®)
▶ im direkten Kontakt mit Demenzkranken lächeln und bestäti-
gend nicken
▶ sanfte Bewegungen beruhigen, nicht hektisch mit ihnen umgehen
▶ immer in gleichen Ritualen mit ihnen Kontakt halten, z. B. beim
Schlafengehen ein Abendlied singen, die Kleidung immer am
gleichen Ort in richtiger Reihenfolge ablegen; in gleichen „Sprü-
chen" mit ihnen reden
▶ gemeinsam singen und bekannte Gedichte sprechen

1

▶ biografische Daten, Namen und Bilder einbeziehen, sie vermitteln Geborgenheit und Sicherheit
▶ Lachen als „Aggressionskiller" einsetzen, Demenzkranke lachen gern.

1.2.4 Autoaggression

Unter **Autoaggression** werden Handlungen verstanden, die eine Person gegen sich selbst richtet und ihr Schaden zufügen. In so einem Fall spricht man von **selbstverletzendem Verhalten.** Es wird in der Regel weniger offensichtlich, weil es sich nicht gegen andere richtet und häufig ohne Zeugen stattfindet. In Pflegeeinrichtungen wird autoaggressives Verhalten manchmal erst bei der Körperpflege oder bei Hilfestellungen wie dem Anziehen entdeckt. Die Betroffenen misshandeln ihren Körper selbst z. B. durch

• Aufkratzen oder Schnittverletzungen beispielsweise an den Armen und Beinen
• Schlagen des Kopfes an einen harten Gegenstand, z. B. Tisch oder Wand
• Ausreißen von Kopfhaaren
• Verbrennungen oder Verbrühungen an Gliedmaßen.

Im schlimmsten Fall können solche Handlungen auch in einem Suizid gipfeln (☞ 3.1).

■ Ursachen

Die Ursachen selbstverletzenden Verhaltens sind individuell verschieden und häufig gleich denen der Fremdaggression. Oft wird deutlich, dass autoagressive Handlungen in Situationen auftreten, in denen ein Mensch sich überfordert fühlt. Es gibt jedoch auch Handlungsweisen, die teilweise automatisiert durchgeführt werden. Es lassen sich **drei Bereiche** von Motiven, Auslösern oder Einflussfaktoren unterscheiden:

• psychische Erkrankungen, v. a. depressive, aber auch dementielle Krankheitsbilder

1

- körperliche Erkrankungen, insbesondere chronische und schmerzhafte Krankheiten und übersteigertes Krankheitserleben
- Beeinträchtigungen des sozialen Unterstützungssystems, Verlusterfahrungen und Konflikte in sozialen Beziehungen.

Selten lässt sich ein Einzelfaktor ausmachen, meistens handelt es sich um eine **multifaktorielles Geschehen.** Das heißt, erst, wenn mehrere Faktoren zusammenkommen, reagiert der Betroffene mit selbstverletzendem Verhalten (☞ auch unter „Gewalt gegen sich selbst" im Kap. 3.1).

Psychologen erklären Autoaggression häufig als ein letztes **Signal für das Bedürfnis nach Zuwendung.**

Naomi Feil, die amerikanische Soziologin, die die Methode der Validation® im Umgang mit Demenzkranken alten Menschen entwickelte, führt verstörtes aggressives Verhalten alter Menschen darauf zurück, dass „unbeachtete Gefühle im Dunkeln gären" und sich diese Menschen aus der für sie unerträglichen Umwelt zurückziehen.

■ *Hilfestellungen*

Menschen, die autogressiv sind, benötigen die gleichen Unterstützungen wie Menschen, deren Aggression sich gegen andere richtet. Neben aller Zuwendung sollte das Verhalten nicht vertuscht, sondern angesprochen und in jedem Fall therapeutische oder fachärztliche Hilfe angeboten werden.

1.2.5 Umgang mit leicht verletzbaren, „schwierigen" Menschen

Wenn man die so genannten „schwierigen Menschen", genauer kennen lernt und ihr Vertrauen gewinnt, erfährt man häufig, dass sie psychisch sehr instabil und belastet sind. Oft fehlt ihnen Selbstvertrauen, ihr Selbstwertgefühl ist gering ausgeprägt und wird durch äußere Einflüsse wie beispielweise Mangel an sinnvollen Aufgaben, Arbeitslosigkeit, körperliche Beeinträchtigungen oder seelische Belastungen noch gemindert. Auch Krankheit, Alter oder das Gefühl, versagt zu haben, kann Menschen ungeduldig, unzufrieden oder aggressiv machen.

Damit Menschen für sie belastende Situationen besser und ohne aggressiv zu werden meistern, brauchen sie besondere Unterstützung und Zuwendung. Unterstützung heißt jedoch nicht, ihnen die Verantwortung für ihr Leben abzunehmen und sie in Selbstmitleid fallen zu lassen. Es ist wichtig, ihr **Selbstvertrauen zu fördern**.

Fallbeispiel
Herr König hat mit 56 Jahren einen Schlaganfall erlitten, durch den er teilweise bewegungseingeschränkt ist und beim Sprechen nur langsam die Worte findet. Seine Frau hat die Arbeit im gemeinsamen kleinen Blumenladen für ihn vollständig übernommen. Sie fährt früh zum Großmarkt, versorgt anschließend ihren Mann und verkauft dann im Geschäft. In der Mittagspause sorgt sie für eine gemeinsame Mahlzeit. Nachmittags, wenn eine Aushilfe im Laden ist, erledigt sie Büroarbeiten und macht Besorgungen. Herr König sitzt den ganzen Tag im Rollstuhl und sieht fern. Seine Frau sagt, er sei furchtbar aggressiv, sie könne ihm nichts recht machen, dabei lese sie ihm jeden Wunsch von den Augen ab.

Die folgenden Möglichkeiten, den Umgang miteinander zu erleichtern, gelten sowohl für die familiäre als auch für die professionelle Pflege alter Menschen. Sie dienen dazu, beim Pflegebedürftigen

- das Selbstwertgefühl zu stärken
- sein Selbstvertrauen zu fördern
- Eigenverantwortlichkeit zu stärken
- Eigeninitiative zu entwickeln.

■ **Was kann helfen?**

Eigeninitiative fördern
- Dem Anderen die **Verantwortung** für sein Leben nicht abnehmen, ihm etwas zutrauen und nicht alles selbst erledigen, z. B. fragen: „Was brauchen Sie?" „Wie kann ich helfen?"

- **Entscheidungen** dem Anderen selbst überlassen und nicht abnehmen, z. B. fragen: „Wie wollen wir es machen?" „Möchten Sie dies oder etwas anderes?" „Welchen Teil wollen Sie übernehmen?"
- Zu **eigenen Aktivitäten** anregen („Was wollen Sie tun?") und die **Selbstständigkeit** fördern. Überbehütete werden schnell aggressiv, weil sie das Gefühl haben, nichts richtig selbst zu können. Durch Überbehütung („Ich mache das schon") entsteht leicht „erlernte Hilflosigkeit", die viele Betroffenen auch genießen und ausnutzen. Deshalb erst eingreifen, wenn die Unterstützung auch gewünscht ist.
- Kleine Erfolge **loben und anerkennen**, ohne aber wie zu einem Kind zu sprechen. Sich aufrichtig freuen, z. B. mit den Worten: „Prima, das war gut so." oder „Klappt doch!"
- Misserfolge sind keine Katastrophen, es tut gut, darüber **lachen** zu können. Tadeln, Schimpfen oder Augen rollen vermeiden.
- Alte Menschen darin unterstützen, Aktivitäten **gut zu organisieren**, so dass Misserfolge seltener werden. Schwierige Aktivitäten gut vorbereiten, z. B. ein Vollbad oder eine Fahrt. vorab und in Absprache gemeinsam für Ordnung und Sicherheit sorgen.
- Gemeinsam klare **Regeln und Absprachen** für Zeiten und Handlungsabläufe schaffen: Wann wird etwas wie und von wem gemacht?

Sich einfühlen und reflektieren
- **Einfühlungsvermögen** in die Situation des anderen zeigen und gemeinsam darüber reden, um von Sorgen und Wünschen zu erfahren, z. B.: „Es geht Ihnen wohl gerade nicht gut, möchten Sie …?" oder „Sind Sie jetzt ärgerlich?" oder „Ich merke gerade, Sie haben vielleicht …". Jemandem zeigen, welche Gefühle er beim anderen auslöst und ihn darauf ansprechen, z. B.: „Es macht mich richtig traurig, wenn Sie so etwas sagen"
- **Geduld** haben, den anderen zu nichts drängen, Druck vermeiden und Zeit lassen, um Stress zu vermeiden.
- Möglichkeiten anbieten, den „**Frust**" raus zu lassen, vielleicht körperlich an einem Boxsack oder an einem Rennen teilnehmen, das auch im Rollstuhl möglich ist. Manchem hilft eine „Schreirunde" im Freien.

- **Grenzen** in einem klaren, nicht aggressiven Ton setzen, z. B.: „Ich möchte so nicht angesprochen werden, . . .behandelt werden".
- Gemeinsam **reflektieren**, was gut und was weniger gut war am Tag oder bei einem Ereignis. Auch das „Warum" klären.

Strukturen schaffen
- Eine regelmäßige Stunde zum **Gedankenaustausch** in entspannter Atmosphäre anregen. So können Erwartungen und Wünsche angesprochen werden.
- Gemeinsam **regelmäßige Termine** für schöne Dinge schaffen und Pläne schmieden, z. B. eine Fahrt in's Blaue, einen Kinobesuch.
- Gemeinsame **Rituale** im Tages- und Wochenablauf finden.
- Zum **Tagebuch** schreiben motivieren. Es hilft vielen Menschen, Gedanken, auch Aggressionen, schriftlich „abzuarbeiten".
- Gemeinsam Strategien entwickeln, die sich positiv auf die Grundstimmung auswirken, z. B. regelmäßige „Wohlfühltage", an denen etwas besonders Schönes getan wird.

Was kann die die Stimmung bessern?

Musik, die fröhlich stimmt und zu Aktivität anregt, kann die Stimmung aufhellen, wenn sie dem Geschmack des Hörers auch entspricht. Nicht immer stimmen der Geschmack der Pflegenden auch mit dem von alten Menschen überein, so dass es nicht verwundert, wenn bei lauter Rockmusik auf den Fluren im Altenheim sich alte Menschen lieber in ihre eigenen Zimmer verkriechen. Musik sollte deshalb nicht als allgemeine Geräuschkulisse angewendet werden, sondern immer auch individuell auf Menschen abgestimmt sein und den Bedürfnissen entsprechen.

Singen hellt vielfach die Stimmung auf und lässt sich als Ritual für viele Gelegenheiten nutzen. Es muss häufig nur eine kleine Anregung gegeben werden, dann haben alte Menschen viel Spaß daran.

Licht wird besonders bei depressiven und dementen Menschen zur Aufhellung negativer Gefühle genutzt. Deshalb darauf achten, dass in Räumen, in denen sich alte Menschen aufhalten, stets gute Beleuchtung herrscht.

1

Bewegung an frischer Luft wirkt anregend, Aggressionen und negative Gefühle können so „abgearbeitet" werden.

Eine Nacken- oder **Gesichtsmassage** ist leicht erlern- und durchführbar und trägt zur Entspannung bei.

Das Ansehen von **schönen Bildern**, z. B. Kindergesichter oder Blumenbilder, heitert auf. Wer nur zwei Minuten ein lächelndes Kindergesicht betrachtet, lächelt schließlich selbst.

Farben: Der menschliche Organismus reagiert unbewusst auf Farben und die von ihnen ausgehenden Schwingungen. So können z. B. manche Farben zu positiver und ausgeglichener Stimmung beitragen. Auch Farbtupfer wie ein Blumenstrauß, eine Tischdecke oder ein neuer Bettüberwurf können die Stimmung aufhellen.

Kreative Beschäftigungen wie Malen oder Töpfern fördern das Wohlfühlen und machen Spaß. Selbstgefertigtes macht stolz und fördert das Selbstwertgefühl.

Gemeinsames **Spielen** lenkt viele Menschen von ihren Problemen ab und lässt sie regelrecht „munter" werden.

Snoezelen (gesprochen „Snuselen") ist eine Form der Entspannung der Sinne durch Farben, Formen, Klänge und Gerüche. Snoezelenräume sind als Freizeiträume aus den Niederlanden seit den 70er-Jahren bekannt. In ihnen erleben Menschen eine Atmosphäre der Ruhe und Ausgeglichenheit.

Kontakte zu anderen Menschen im Verein oder einer Gruppe sind wichtig für Freude und Ablenkung. Darüber hinaus vermittelt das Zugehörigkeitsgefühl Geborgenheit.

Fallbeispiel

Der 75-jährige Herr Welz erzählt, er habe mit seiner kranken Frau gelernt, ihre Krankheit als Chance für ein neues gemeinsames Leben zu sehen. Die Frau, die an Multipler Sklerose erkrankte, ist auf viele Hilfestellungen durch ihn angewiesen. Anfangs habe er das Gefühl gehabt, durch die Pflege, die er leiste, würde ihm sein eigenes Leben gestohlen und so sei er immer unzufriedener geworden. „Ich habe an mir gearbeitet", sagt er heute, „und jetzt sehen wir beide unser Leben positiv. Wir haben wieder gemeinsame Träume, machen viele schöne Dinge gemeinsam. Wichtig war, einen Rhythmus für den Tag und für die kommende Zeit zu finden und auch Raum, Dampf und Ärger

1

ablassen zu können". Gemeinsam organisierte das Ehepaar sich das Leben um. Einmal wöchentlich planen sie nun einen Besuch im Einkaufszentrum, das Herr Welz früher gehasst hat und nun als einen Segen empfindet, weil dort alles unter einem Dach erreichbar ist. Auch an die See zum gemeinsamen Wandern fahren sie wöchentlich. Jeder habe auch regelmäßige Treffs. Dazu gehören die Selbsthilfe-gruppe, der Englischclub und eine Rollstuhlsportgruppe. Und für den Ärger sei das Staubsaugen beim wöchentlichen Hausputz gut, dabei würden sie gemeinsam Schimpfworte üben und darüber lachen können.

■ Was brauchen Helfer?

Mit Helfern sind sowohl professionelle AltenpflegerInnen gemeint, als auch alle diejenigen, die hilfebedürftigen Menschen ihre Unter-stützung anbieten. Der Zivi sollte sich ebenso angesprochen fühlen wie Nachbarn, Angehörige, Ehepartner, Kinder oder die Haus-wirtschaftshilfe und Pflegekraft. Alle diese Helfer brauchen Unter-stützung und auch Möglichkeiten, ihren eigenen „Frust" oder ihre Anspannung los zu werden.

Individuelle Wohlfühlstrategien
Wer ständig für andere da ist, braucht Ausgleich, um die Balance zwischen Geben und Nehmen halten zu können. Wer nicht für sich sorgt, brennt leicht aus. Zum Burnout neigen besonders Menschen in sozialen Berufen, die sich überfordern. „Wer nicht genießen kann, wird selbst bald ungenießbar", diese Volksweisheit gilt auch für Pflegende. Auch sie brauchen Gelegenheiten, um sich von Druck, Belastungen, Hektik und negativen Gefühlen während eines Arbeitsalltages zu lösen. Wer das nicht kann, wird leicht unzufrie-den, krank, möglicherweise selbst aggressiv oder gewalttätig.

Jeder, der sehr angespannt in der Pflege arbeitet, sollte sich des-halb fragen: „Wann und wie mache ich Pause, wann tue ich etwas Schönes für mich?"
Es gibt unzählige Möglichkeiten, sich zu entspannen:

• Eine Altenpflegerin geht nach ihrem Dienst grundsätzlich eine Stunde mit ihrem Hund ins Freie
• Eine andere macht täglich Yoga und hört Meditationsmusik

- Regelmäßige Bewegung in einer Sportgruppe bessert die Stimmung und hilft, negative Gefühle „abzuarbeiten"
- Ebenso wichtig ist es, Freundschaften zu pflegen bzw. feste Kontakte in Gruppen zu haben.

 Helfer brauchen individuellen Wohlfühlstrategien, damit sie an Körper und Seele keinen Schaden nehmen, negative Gefühle bewältigen und selbst keinen Schaden anrichten. Wichtig ist es, immer wieder Abstand von belastenden Situationen und der Arbeit zu gewinnen.

Arbeitsbedingungen
Neben Wohlfühlstrategien im persönlichen Umfeld tragen auch entsprechende Arbeitsbedingungen dazu bei, dass die Belastungen des Altenpflegeberufes nicht krank machen. Dazu gehören

- **Institutionelle Rahmenbedingungen:** Klare Hierarchien und Kompetenzverteilung mit klaren Zuordnungen vereinfachen die Arbeit.
  Ziel: klare Wege
- **Günstig geregelte Arbeitszeiten:** Dienstpläne in Absprache mit allen Beteiligten erstellen und darauf achten, dass zu den Hauptarbeitszeiten ausreichend Personal anwesend ist. Besondere Bedürfnisse berücksichtigen, z. B. Öffnungszeiten von Kinderbetreuungseinrichtungen bei Müttern von kleinen Kindern
  Ziel: Zufriedenheit mit der Arbeitssituation
- **Kommunikationsstrukturen:** Eine offene Atmosphäre ermöglicht es den Mitarbeitern, Probleme anzusprechen. Für den Austausch muss Zeit zur Verfügung stehen.
  Ziel: Intrigen und Heimlichkeiten entgegen wirken, Transparenz
- **Fort- und Weiterbildungsangebote:** Professionelles Arbeiten verlangt von allen Mitarbeitern, dass sie auf dem neuesten Stand der Entwicklung sind. Auch der Austausch mit Kollegen anderer Einrichtungen kann neue Impulse geben.
  Ziel: zeitgemäßer, neuester Stand oder Standard, Qualitätssicherung

1

- **Supervision** zur Bearbeitung von Problemen, Konflikten, zur Auseinandersetzung und Klärung von Vorkommnissen
  Ziel: Vermeidung unterschwelliger Konflikte
- **Gruppenerfahrungen,** um sich selbst besser kennen zu lernen und sich der Wirkung auf andere bewusst zu werden. Gleichzeitig können Konflikte und Probleme mit Gleichgesinnten bearbeitet werden.
  Ziel: Konflikte vermeiden bzw. bewältigen

1.3 Aggression und Medikamente

Es gibt Medikamente, die als Neben- oder Wechselwirkung Aggressivität auslösen oder erhöhen. Deshalb ist es wichtig, sich bei Pflegebedürftigen, die aggressiv sind oder werden, die Medikamentenliste anzuschauen. In jedem Fall sollte der behandelnden Arzt darauf angesprochen werden, ob die Aggression im Zusammenhang mit der Medikation stehen könnte. Manchmal lassen sich solche Medikamente reduzieren, absetzen oder ersetzen.

In Anlehnung an die von Grond 1997 (☞ Literaturverzeichnis) zusammengestellte Arzneimittel-Liste zeigt die folgende Aufstellung die wichtigsten Medikamente, die zur Aggressivität älterer Menschen beitragen können:

- **Piracetam** (durchblutungsförderndes Mittel), z.B. Avigilen®, Cerebroforte®, Cerepar®, Cuxabrain®, Durapirox®, Encetrop®, Memo-Puren®, Nootrop®, Normabrain®, Piracebral®, Piracetrop®, Sinapsan®
- **Antidepressiva** wie Clomipramin und ähnliche Wirkstoffe, z.B. Anafranil®, Hydiphen®, Gamonil®, Nortrilen®, Pertofran®, Petylyl®, Pryleugan® und Tofranil® sowie Noveril® und Vivalan®
- **Testosteron** (männliches Sexualhormon) wie Andriol® und Testoviron®
- **Schilddrüsenhormone** wie Levothyroxinnatrium in Berlthyrox®, Eferox®, Euthyrox®, L-Thyroxin-Henning® und Thevier®
- **Antiepileptika:** Barbiturate wie Luminal® oder Primidone wie Liskantin®, Mylepsinum®, Primidon® können bei Älteren para-

doxe, d. h. aggressionssteigernde und verwirrende Wirkung ent-
falten. Phenytoine wie Epanutin®, Phenhydan® und Phenytoin®
können zu erhöhter Erregbarkeit führen

- **Parkinsonmittel** wie Levodopa in Dopaflex® und Bromocriptin
  in Kirim® oder Pravidel®können die Aggressivität steigern.
- **Theophyllin** wie Aerobin®, Afonilum®, Afpred forte®, Amino-
  phyllin®, Bronchoparat®, Contiphyllin®, Cronasma®, Duraphyl-
  lin®, Euphylong®, Perasthman®, Pulmo-Timelets®, Solosin®, Uni-
  lair®, Uniphyllin®.
- **Koffein** wie Percoffedrinol® und koffeinhaltige Schmerzmittel
  können die Aggressivität erhöhen wie Alacetan®, Azur®, Chepha-
  pyrin®, Coffalon®, Coffetylin®, Coffeemed®, Copyrkal®, Ditonal®,
  Doppel-Spalt compact®, Dorocoff-Paracetamol®, Eudorlin®,
  Föhnetten-N®, Gewodin®, Migränin gegen Kopfschmerzen®,
  Neopyrin forte®, Neuralgin Schmerztabletten®, Neuranidal
  Schmerztabletten®, Novo Petrin Schmerztabletten®, Octadon®,
  Optalidon N®, Paracetamol® plus von ct, Prontopyrin plus®,
  Quadronal ASS comp.®, Saridon®, Titralgan Schmerztabletten®,
  Togal® und Toximer C®
- **Weckamine** wie Captagon®, Risaturan®, Ritalin® und Tradon®
  steigern die Aggressivität
- **Appetitzügler** wie Antiadipositum X 112-S®, Eventin®, Expon-
  cit®, Fasupond®, Fenproporex®, Isomeride®, Mirapront®, Rege-
  non®, Rondimen®, Tenuate® und Vita-Schlanktropfen® wirken
  wie Weckamine.
- **Metoclopramid** (Magen-Darm-Mittel) wie Cerucal®, Gastro-
  nerton®, Gastrosil®, Gastrotranquil®, MCP® und Paspertin® können über Angst und Unruhe die Aggressivität erhöhen
- **Benzodiazepine:** Tranquilizer wie z. B. Adumbran®, Diazepam®,
  Praxiten® und Schlafmittel wie Rohypnol®, Mogadan® oder Re-
  mestan® können bei Älteren als paradoxe Wirkung Aggressionen
  auslösen und bei plötzlichem Absetzen überschießende aggressive Reaktionen hervorrufen

Wirkungssteigerungen können zusätzlich durch die Kombination
dieser Medikamente eintreten.

Günstig ist es, von Zeit zu Zeit die Medikation zu überprüfen oder überprüfen zu lassen, ob die Verordnung an Medikamenten noch aktuell ist. Dies gilt besonders dann, wenn Verhaltensauffälligkeiten beobachtet werden.

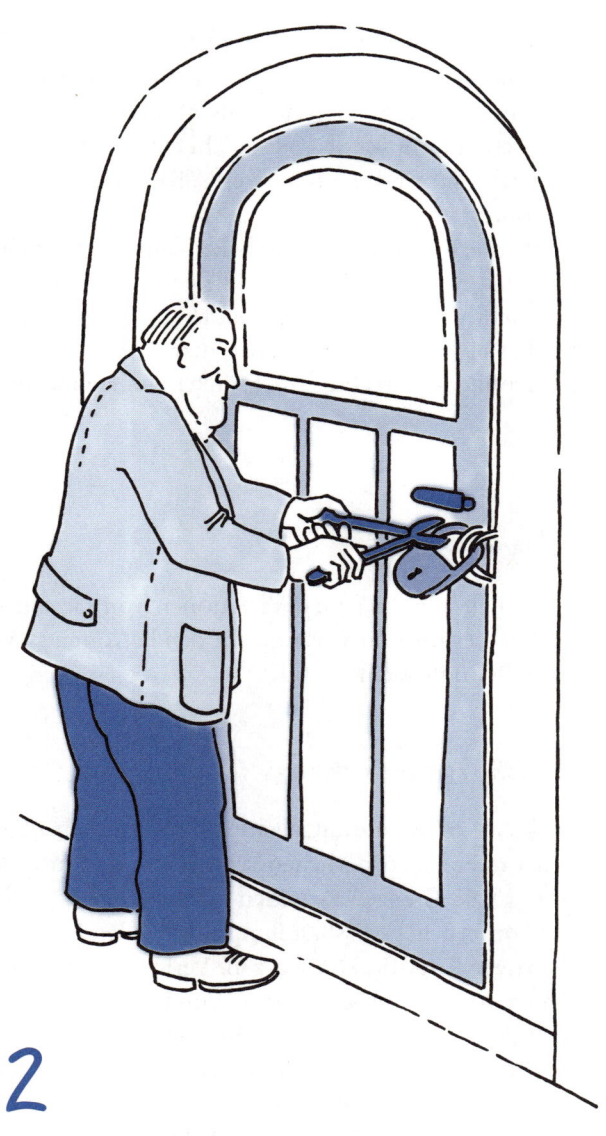

2

Gewalt und Misshandlung

2

Gewalt und Misshandlung können absichtlich oder unabsichtlich, häufig oder einmalig erfolgen, einseitig oder gegenseitig sein. Sie können offen oder versteckt auftreten, als solche bewertet oder nicht bewertet werden, empfunden oder nicht empfunden werden. Allen Arten gemeinsam sind die negativen Auswirkungen auf die betroffene Person.

Gewalt ausübende bzw. misshandelnde Personen im Bereich der Altenpflege können Familienmitglieder, Pflegepersonal und Interaktionspartner im Alltag oder pflegebedürftige Menschen sein. Gewalt kann aber auch von Institutionen ausgehen und sich z. B. in einer die Persönlichkeitsrechte einschränkenden Heimordnung äußern.

2.1 Was alles dazu gehört

Gemeinsam ist allen verschiedenen Variationen von Gewalt und Misshandlung die negative Auswirkung auf den betroffenen Menschen und seine Befindlichkeit.

2.1.1 Körperliche Misshandlung

Bei der **körperlichen Misshandlung** werden physische Schäden zugefügt, entweder in Form körperlichen Schmerzes oder durch körperlichen Zwang. Die Grenzen zwischen körperlicher Aggression (☞ 1.2.2) und körperlicher Misshandlung sind fließend.

Folgen derartiger Angriffe können z. B. Verletzungen in Form von Hämatomen, Knochenbrüchen oder Wunden sein. Nicht immer lassen sich diese Verletzungen eindeutig als Folge einer Misshandlung identifizieren. Deswegen ist die Dunkelziffer sowohl in Familie, Heim und Krankenhaus groß.

Eine Studie von Wetzels 1995 und 1996 (☞ Literaturverzeichnis) zeigte, dass ältere Menschen, die an einem persönlichen Interview zur Opfererfahrung teilnahmen, bei einer anschließenden Fragebogenaktion mit später verschlossenen Bögen drei mal so häufig wie zuvor von physischer Gewalt in der Familie berichteten.

■ Oft unerkannt

Offensichtlich besteht eine **hohe Schwelle** von Peinlichkeit und
Scham, um über gewaltsame Handlungen offen zu sprechen. Untersuchungen zu Misshandlung in Pflegeheimen sind im deutsch-
sprachigen Raum so gut wie nicht zu finden. Nach amerikani-
schen Angaben werden 4 % der über 65-jährigen Menschen misshandelt (Fisk 1991 ☞ Literaturverzeichnis). Auffallend ist die starke Abneigung der Opfer, darüber zu sprechen. Dies gilt besonders
dann, wenn Angehörige oder nahe stehende Personen die Täter
waren.

Besonders schwierig ist es, Gewalt bei Menschen aufzuspüren,
die körperlich krank, dement und behindert sind, sich nicht
mehr äußern und die einwirkende Gewalt nicht mehr realisieren können.

Untersuchungen von Wojnar 1995 (☞ Literaturverzeichnis) zeigen, dass bekannt gewordene Fälle von Misshandlung bei Pflege-
heimbewohnern vorzugsweise die **Demenzkranken** betreffen, die
nicht auffallend aggressiv waren, aber sich den pflegerischen Verrichtungen widersetzt hatten, sich wegen der Schwere der Demenz
nicht mitteilen und damit über die Misshandlungen nicht klagen
konnten oder keine Angehörige hatten.

Bei alten, gebrechlichen Opfern lassen sich auch Tötungen im
häuslichen Umfeld vertuschen, da in vielen Fällen keiner der mit
der Leichenschau beauftragten Ärzte eine Fremdeinwirkung vermutet.

Der Extremfall ist die körperliche Misshandlung mit **Todesfolge.**
Seit den siebziger Jahren sind Fälle der Tötung von Patienten durch
Pflegepersonal bekannt geworden. Herkömmliche Erklärungsmu-
ster hinsichtlich der Motivation dieser Taten versagen hier. Häufig
wurden die Patienten serienweise getötet. Aber auch Einzelfälle von
Tötungen sind bekannt. Auch hier wird eine hohe Dunkelziffer vermutet.

2.1.2 Psychische Misshandlung

Mit **psychischer Misshandlung** sind Drohungen, Kränkungen oder ein Verhalten gemeint, das zu seelischer Schädigung, Not, Furcht oder Beunruhigung führt. Die Möglichkeiten reichen von unfreundlicher Behandlung über Infantilisierung bis hin zu Abwertung. Äußerlich sind die **Folgen** nicht sichtbar, sie hinterlassen aber seelische Zerstörungen.

 Psychische Misshandlung bedeutet, die Würde und Seele eines Menschen zu verletzen.

■ *Beim unerlaubten Duzen fängt es an*

Immer wieder kommt es vor, dass alte Menschen geduzt werden, obwohl dies mit Ihnen nicht vereinbart wurde. Manche benutzen im Umgang mit alten Menschen eine Babysprache, behandeln sie wie ein Kind, hören ihnen gar nicht zu oder nehmen nicht ernst, was sie sagen. Das verletzt. Denn häufig versteht der alte Mensch sehr wohl, ist aber nicht in der Lage, sich zu äußern oder entsprechend zu reagieren. Nicht zuletzt aus Furcht vor Repressalien wird auf Korrektur und Gegenmaßnahmen verzichtet.

Fallbeispiel
Frau Pauli hat eine leichte Harninkontinenz. Manchmal kommt sie nicht mehr bis zur Toilette und nässt ein. Dies ist wieder einmal passiert. Ihre Zimmernachbarin hat zudem gerade Besuch. Da kommt Pflegerin Sandra: „Sie haben ja wieder auf den Boden gepinkelt, können Sie denn nicht rechtzeitig zur Toilette losgehen? Wenn der Doktor kommt, wird der ihnen einen Dauerkatheter legen".

Frau Pauli ist der unwillkürliche Urinabgang peinlich. Sie schämt sich, besonders, weil Besuch da ist. Sie wird beschimpft (Kränkung), abgewertet und mit dem Dauerkatheter bedroht.

Hätte Pflegerin Sandra möglicherweise anders reagiert, wenn sie wüsste, dass Frau Pauli bei der Geburt ihres fünften Kindes ohne Hebamme auskommen musste und ein starker Dammriss die Ursache der Inkontinenz ist? Beckenbodentraining oder gar operative Hilfe gab es derzeit für Frau Pauli nicht. Frau Pauli hat sich seitdem mit Vorlagen geholfen und trinkt wenig. Doch die Vorlagen waren ihr ausgegangen.

■ *Auch alte Menschen üben psychischen Druck aus*

Psychische Misshandlung kann ebenso von alten Menschen ausgehen. Auch darüber wird selten gesprochen, weil es sich meist um Familienangelegenheiten oder sehr nahe zwischenmenschliche Beziehungen handelt.

Fallbeispiel
Frau Zink ist Mutter von vier kleinen Kindern. Ihr Mann verdient wenig, sie wohnen im Haus der Schwiegermutter, die Frau Zink neben ihren Kindern auch noch betreut. Die Schwiegermutter hat viele Wünsche, ruft Tag und Nacht. Wenn Frau Zink zögert oder etwas verweigert, droht die Schwiegermutter mit Enterbung und Übergabe des Grundstücks an den Neffen. Frau Zink fühlt sich terrorisiert, schweigt aber.

Schweigen macht den Druck stärker. Der Konflikt wird nicht beseitigt. Die Gefahr auch körperlicher Übergriffe wird größer. Um die Situation nicht eskalieren zu lassen, scheint ein offenes Familiengespräch für alle Beteiligten wichtig zu sein, in dem klare Wünsche und Regeln für den Umgang miteinander ausgesprochen werden. Denkbar wäre auch, professionelle Hilfe hinzu zu ziehen, wie Familientherapeuten, Sozialdienste, Berater aus der Gemeinde.

2.1.3 Arzneimittelmissbrauch

Unter **Arzneimittelmissbrauch** ist im Zusammenhang mit Gewalt und Misshandlung die Verabreichung von nicht angeordneten Medikamenten zu verstehen oder auch die verzögerte oder gar nicht gewährte Gabe von benötigten Medikamenten. Probleme gibt es vor allem bei der **Bedarfsmedikation,** weil sie den Pflegenden einen gewissen Handlungsspielraum ermöglicht. So werden z. B. Schmerzmittel vorenthalten oder erst sehr spät gegeben, Schlaf- und Beruhigungsmittel insbesondere bei Unruhigen und Verwirrten, also „unbequemen" Pflegebedürftigen, ungerechtfertigt verabreicht.

■ Benötigte Medikamente vorenthalten

Fallbeispiel
Frau Schnell läutet, sie sagt Pflegerin Karin, sie habe starke Schmerzen im Bein. Karin meint, Frau Schnell habe heute schon so viel Schmerzmittel bekommen und mindestens zehn mal deswegen geläutet, sie könne momentan nichts mehr erhalten, sie müsse noch warten.
Frau Schnell hat bei allen Schmerzen zusätzlich das Gefühl, ausgeliefert und vernachlässigt zu sein und willkürlich behandelt zu werden.

Für die Pflegerin Karin stellt das permanente Läuten von Frau Schnell eine Störung im Organisationsablauf dar. Sie kann nicht einsehen, dass die bisherige Medikation nicht gewirkt hat. Sie weiß nicht genau, wann eine erneute Verabreichung möglich ist und ist über die Nebenwirkungen und Höchstdosen nicht ausreichend informiert.

Ein **Schmerzprotokoll** ist der Pflegerin unbekannt. Weder die Abteilungsleitung noch der behandelnde Arzt haben daran gedacht, diese Dokumentation für Frau Schnell einzuführen, um exakte Daten über die Wirksamkeit verordneter Analgetika, über Schmerzspitzen, -verlauf und -dauer zu bekommen. So wird der Bedarf nach dem Ermessen der Pflegekräfte geregelt, Frau Schnell muss schreien, um zu ihrem Recht zu kommen.

■ Einwilligung erforderlich

Eine Medikamentenverabreichung kann eine **Körperverletzung** sein, wenn der Betroffene zuvor nicht eingewilligt hat. Es gehört zum Aufgabenbereich des behandelnden Arztes, diese Einwilligung einzuholen. Dass er das getan hat, darauf dürfen sich Altenpfleger-Innen verlassen. Wer aber genau weiß, dass keine Einwilligung vorliegt oder aber ohne ärztliche Anweisung eigenmächtig Medikamente, z. B. starke Schlaftabletten, verabreicht, macht sich strafbar.

 Grundsätzlich ist darauf hinzuweisen, dass die Medikamenteneinnahme der Einwilligung des Betroffenen bedarf, also nichts gegen den Willen verabreicht werden darf.

2.1.4 Freiheitsentziehende Maßnahmen

Freiheitsentziehenden Maßnahmen sind nach § 1905 IV BGB:
(a) Geschlossene Unterbringung. Eine freiheitsentziehende Maßnahme liegt bei Unterbringung in einer geschlossenen (geschützten) Station in einer Einrichtung (Krankenhaus oder Heim) vor.
(b) In so genannten „offenen" Einrichtungen oder Stationen kommen als freiheitsentziehende Maßnahmen in Betracht:

- Schutzdecke, Leibgurt im Bett oder am Stuhl, Bettgitter, Pflegehemd
- Fixierung der Arme oder Beine
- Stecktisch am Stuhl (z. B. Geri-Stuhl)
- Abschließen des Zimmers, der Station, des Hauses
- Trickschlösser oder Zahlenkombinationen an Türen und Aufzügen, schwer gängige Türen
- Psychischer Druck (z. B. durch Drohung) oder psychischer Zwang
- Täuschung (Tür sei angeblich verschlossen)
- Verbot, das Zimmer, die Station oder das Haus zu verlassen
- Sedierende Medikamente, die die Ruhigstellung des Betroffenen bezwecken
- Arretieren des Rollstuhls.

2

 Ein **Freiheitsentzug** ist grundsätzlich **nur zulässig,** wenn dies zur Vermeidung von Lebensgefahr oder der Gefahr erheblichen gesundheitlichen Schadens für den Betroffenen erforderlich erscheint und weniger einschneidende Maßnahmen nicht ausreichen.

Freiheitseinschränkende Maßnahmen sollten nur mit **größter Zurückhaltung** bei schweren Notfällen eingesetzt werden. Freiheitsberaubung ist grundsätzlich strafbar und Rechtfertigungsgründe kommen nur in Betracht, wenn ein **Notstand** (§ 34 StGB) vorliegt. In diesem Fall wird die körperliche Unversehrtheit höher eingeschätzt als die Bewegungsfreiheit. Die Berufung auf einen Notstand gilt nur, wenn eine **Entscheidung rasch und unvorhergesehen** getroffen werden muss.

Durch die Diskussion in den letzten Jahren und das neue Betreuungsgesetz, das am 1. 1. 1992 in Kraft trat, wurde verstärkt über Fixierungen und deren Notwendigkeit nachgedacht. Dies führte dazu, dass in den letzten Jahren die Fixierung mittels Bauchgurt, Fixierung am Stuhl und am Bett selten geworden sind. Durch Studien zeigte sich, dass alte Menschen mit demenziellem Syndrom besonders häufig fixiert wurden. Eine erhöhte Fixierungshäufigkeit wurde in den Abendstunden, eine reduzierte in den Morgenstunden beobachtet. Ein Einfluss des bevorstehenden Schichtwechsels muss vermutet werden (Hirsch et al. 1992 ☞ Literaturverzeichnis). Bemerkenswert ist, dass es im Laufe der Untersuchung zu einer Verringerung der Fixierungen kam. Offensichtlich war ein Überdenken dieser Maßnahme in Gang gekommen.

■ *Indikationen für Fixierungen*

- **Notwehr:** § 32 StGB, z. B. bei plötzlicher, nicht zu beherrschender Gewalttätigkeit
- **Notstand:** § 34 StGB, z. B. bei plötzlicher, unvorhergesehener Suizidgefahr

- **Zwangsmaßnahmen:** bei gerichtlich oder psychiatrisch untergebrachten Menschen
- Bei **Einwilligung** des Betroffenen oder eines gesetzlichen Vertreters, z. B. zum Anbringen eines Seitenbrettes am Bett, um Herausfallen zu verhindern.

Fixierungen, die mit Einwilligung oder auf ärztliche Anordnung durchgeführt werden, bedürfen eines **Fixierungsprotokolls.**
Im Protokoll sind folgende Daten zu vermerken:

- Name der zu fixierenden Person
- Grund und Art der Fixierung
- Zeitdauer
- Name des anordnenden Arztes
- Eventuelle Medikamente
- Notwendige Überwachungsmaßnahmen.

Tipps für die Praxis

► Kurzfristige, z. B. nur Stunden dauernde Maßnahmen oder solche, bei denen von vornherein feststeht, dass sie innerhalb weniger Tage nicht mehr erforderliche sein werden, stellen keine genehmigungspflichtige freiheitsentziehende Maßnahme dar.
► Ein Protokoll und ärztliche Verordnung sind aber auch in diesen Fällen erforderlich.

Rechtsgrundlage Grundgesetz

Für das gesellschaftliche Zusammenleben formuliert das **Grundgesetz** eine verbindliche Werteordnung:

- **Artikel 1** enthält das Würdepostulat mit der Formulierung „Die Würde des Menschen ist unantastbar"
- **Artikel 2** das Recht auf freie Entfaltung der Persönlichkeit.

„Pflegefalldenken" (Klie und Scholz-Weinrich 1992, ☞ Literaturverzeichnis) für Objektivierungen etwa pro pflegebedürftigen und behinderten Menschen widerspricht dem Würdepostulat. Alltägliche Gewalthandlungen, die schon in der Sprache ihren Anfang nehmen, sind nicht würdeverträglich. Die Achtung vor der Einzigartigkeit des anderen, das Bewusstsein von Begegnungen in der

Pflege und Betreuung (Dörner 1991, ☞ Literaturverzeichnis) sind
Voraussetzungen für Würde im pflegerischen Alltag.

2

Auch die verfassungsrechtlichen Vorgaben hinsichtlich des
Rechts auf freie **Entfaltung der Persönlichkeit** und des **Rechts auf
Freiheit der Person** als Fortbewegungsfreiheit zu verstehen, stellt
eine wichtige verbindliche Orientierung für den Alltag, die Beglei-
tung und Pflege älterer Menschen dar. Es ist ein gesellschaftliches
Umdenken notwendig, in dem alte Menschen, die der Pflege und der
Hilfe bedürfen, einen würdevollen Platz in der Gesellschaft erhalten.

Im **Pflegeversicherungsrecht** wird von einer neuen „Kultur der
Hilfe" gesprochen, die sich durch eine entsprechende Wertehaltung
auszeichnet. Auch die Reform des Betreuungsgesetzes ist Ausdruck
eines solchen sozialen Wandels.

■ Rechtsgrundlage Betreuungsrecht

Das **Betreuungsrecht** stellt das Wohl des Betreuten und den Schutz
seiner Rechte in den Mittelpunkt. Gesetzliche Betreuer haben die
Aufgabe, die Rechte Betreuter zu schützen. Die Durchsetzung
anderer Interessen sind nicht seine Aufgabe. Damit ist dieses Betreuungsrecht sowohl von Seiten seiner Leitbilder als auch von Seiten seiner Ausformulierungen ein Beispiel für Gewaltprävention.
Es soll einen Beitrag zur Zivilisierung des Umgangs mit behinderten und pflegebedürftigen Menschen leisten.

Das Betreuungsrecht ist in folgenden **Gesetzen** geregelt:

- Bürgerliches Gesetzbuch (BGB)
- Gesetz über die Vergütung von Berufsvormündern (BVormVG)
- Gesetz über die Angelegenheiten der freien Gerichtsbarkeit
  (FGG = Verfahrensgesetz)
- Gesetz über Kosten in Angelegenheiten der freien Gerichtsbar-
  keit (KostO)
- Rechtspflegergesetz (RPflG)
- Gesetz über die Entschädigung von Zeugen- und Sachverständi-
  gen (ZSEG)
- Betreuungsbehördengesetz (BtBG)
- Gesetz zur Reform des Rechts der Vormundschaft und Pfleg-
  schaft für Volljährige (BtG, kurz: Betreuungsgesetz)

- Betreuungsrechtsänderungsgesetz (BetrÄndG mit den aktuellen Änderungen zum 01. 01. 99).

Explizit ist die materiell-rechtliche Betreuung und Unterbringung von psychisch und dementiell Kranken im BGB (§ 1896 f. und § 1906) geregelt.

Diese lange Auflistung zeigt, wie viele Beteiligungen es in einem Betreuungsverfahren geben kann und wie aufgesplittert und verstreut die gesetzlichen Regelungen sind. Nicht immer werden alle diese Gesetze berührt, wenn eine Betreuung notwendig wird.

Mit der neuen Regelung des Betreuungsgesetzes gibt es die Begriffe Entmündigung oder Vormundschafts- und Gebrechlichkeitspflegschaft seit dem 1. 1. 1992 nicht mehr.

Wer bedarf der Betreuung?
Grundsätzlich bedarf derjenige einer Betreuung, der aufgrund psychischer Krankheit oder körperlicher, geistiger oder seelischer Beeinträchtigung nicht mehr in der Lage ist, seine oder Teile seiner Angelegenheiten zu regeln oder jemanden damit zu bevollmächtigen.

Fallbeispiel
Frau Lemmer ist 75 Jahre alt und lebt allein in einer kleinen Wohnung in Stuttgart. Seit einiger Zeit vergisst sie immer häufiger Besorgungen, Termine, notwenige Einkäufe oder das Bezahlen von Rechnungen. Ihre Nachbarin Frau Meier kennt Frau Lemmer schon seit vielen Jahren und ist ihr manchmal bei Besorgungen behilflich. Frau Lemmer hat sich an den allgemeinen Sozialdienst der Stadt gewandt und eine Sozialarbeiterin hilft ihr nun bei notwendigen Behördenaufgaben, z.B. beim Antrag auf Wohngeld und ergänzender Sozialhilfe. Doch Frau Lemmer wird zunehmend verwirrter. Sie stürzt und bricht sich den Oberschenkelhals. Es wird klar, dass Frau Lemmer ihre eigene Wohnung nicht allein halten kann, weil sie körperlich und geistig hilfsbedürftig ist.

Nach Rücksprache mit der Sozialarbeiterin des Sozialdienstes wird angeregt, eine gesetzliche Betreuung mit den Aufgabenkreisen medizinische Versorgung (einschließlich des damit verbundenen Aufenthaltsbestimmungsrechts), Entscheidung über Art und Umfang der Pflege und Wohnungsauflösung einzurichten.

Die Nachbarin erklärt sich bereit, gegebenenfalls die Betreuung zu übernehmen. Sie weiß, dass sie folgende **Aufgaben** zu erfüllen hat:

- Regelmäßige Besuchskontakte zu Frau Lemmer halten
- Die Wohnung auflösen
- Einen Heimplatz suchen
- Die medizinische Versorgung sicherstellen
- Renten- und Sozialhilfeangelegenheiten regeln.

 Schritte zur Einrichtung einer Betreuung

- Information des Vormundschaftsgerichtes (dazu ist jeder befugt)
- Anhörung der betroffenen Personen in häuslicher Umgebung durch den Richter. Der Richter muss sich einen persönlichen Eindruck verschaffen, auch wenn eine Verständigung mit der betroffenen Person nicht oder nur schwer möglich ist
- Die betroffene Person hat das Recht auf einen Beistand ihrer Wahl
- Wenn es zur Wahrung der Rechte des Betroffenen notwendig ist, wird vom Gericht für ihn ein Verfahrenspfleger bestellt
- Es ist ein Sachverständigengutachten, in der Regel durch einen Amtsarzt, notwendig
- Eventuell ist die Anhörung nahe stehender Personen erforderlich, die etwas über die Lebenssituation des Betroffenen aussagen können, z. B. Angehörige, Nachbarn, Hausarzt, Pflegeperson
- Abschlussgespräch mit der betroffenen Person, wenn eine Verständigung möglich ist
- Entscheidung des Richters durch Beschluss. Gegen diesen Beschluss ist das Rechtsmittel der Beschwerde möglich
- Betreuerbestellung durch das Vormundschaftsgericht.

Wer kann Betreuer werden?

Betreuer können grundsätzlich natürliche oder juristische Personen werden.

Natürliche Personen sind:

- Ehrenamtliche Betreuer
- Familienangehörige
- sonstige nahe stehende Personen
- sonstige Laienbetreuer
- Berufsbetreuer wie Vereinsbetreuer oder Behördenbetreuer

Juristische Personen sind:

- Betreuungsverein
- Betreuungsbehörde.

Aufgabenkreise

Herkömmliche Aufgabenkreise sind:

- Vermögenssorge
- Personensorge
- Gesundheitsfürsorge bzw. Zuführung zur Heilbehandlung, z. B. die Entscheidung über Operationen und Untersuchungen
- Aufenthaltsbestimmung
- Entscheidung über freiheitsentziehende Maßnahmen
- Organisation ambulanter Hilfe
- Abschluss und Kontrolle eines Heimvertrages
- Vertretung gegenüber Heimleitung
- Vertretung gegenüber Behörden, Versicherungen, Renten und Sozialleistungsprogramm
- Wohnungsangelegenheiten
- Öffnen und Entgegennahme der Post
- Heilbehandlung
- Regelung von Erbschaftsangelegenheiten bei besonderen Konstellationen
- Regelung von Wohnungsangelegenheiten.

Jeder Aufgabenkreis eines Betreuers ist **einzeln** zu benennen:

- Die „Personensorge" umfasst beispielsweise die Aufenthaltsbestimmung und die Zustimmung zu Heilbehandlungsmaßnahmen.
- Bei der „Vermögenssorge" werden z. B. nur Ansprüche auf Unterhalt verfolgt, Ein- und Ausgaben für den Bedarf des täglichen Lebens oder ein größeres Vermögen verwaltet.

Zuständigkeiten

Der **Richter** ist zuständig u. a. für:

- Entscheidung über Notwendigkeit der Betreuung
- Bestimmung des Aufgabenkreises
- Auswahl des Betreuers
- Anordnung eines Einwilligungsvorbehaltes
- Genehmigung von Heilbehandlung, Sterilisation, geschlossene Unterbringung. In diesem speziellen Aufgabenbereich ist immer eine gezielte Genehmigung für einen bestimmten Eingriff notwendig.

Der **Rechtspfleger** ist u. a. zuständig für:

- Einführung, Verpflichtungen, allgemeine Aufsicht
- Bericht und Rechnungslegung
- Vermögensrechtliche Geschäfte und Geldanlagen
- Aufwendungsersatz oder Vergütung
- Genehmigung der Auflösung einer Wohnung.

- Der Richter erteilt die Genehmigung, z. B. zur Operation oder für die Anbringung eines Bettgitters
- Der Betreuer entscheidet darüber konkret, er trifft z. B. Absprachen zum Operationstermin.

2

Dauer

Ein Betreuer wird befristet – höchstens für 5 Jahre – für den jeweils notwendigen Aufgabenbereich bestellt. Spätestens nach 5 Jahren wird geprüft, ob eine weitere Betreuung notwendig ist.

Auch vor Ablauf der Frist muss die Betreuung ganz oder teilweise aufgehoben werden, sobald die Voraussetzungen für die Betreuung oder für einzelne Aufgaben nachträglich weggefallen sind.

Einwilligungsvorbehalt

Nur in den seltenen Fällen, in denen die erhebliche Gefahr besteht, dass ein Betreuter sich selbst oder sein Vermögen erheblich gefährdet, kann das Gericht einen Einwilligungsvorbehalt anordnen (§ 1903 BGB). Der Einwilligungsvorbehalt bewirkt, dass der Betreute zu einer Willenserklärung, die den Aufgabenkreis des Betreuers betrifft, dessen Einwilligung braucht. In diesem einzigen Fall trifft der Begriff der **Entmündigung** noch zu. Ansonsten gibt es die Begriffe Entmündigung oder Vormundschaft- und Gebrechlichkeitspflegschaft rechtlich seit dem 01. 01. 1992 nicht mehr.

Fallbeispiel

Ein Betreuer hat den Aufgabenkreis der Vermögenssorge. Der Betreute bestellt regelmäßig Waren von Versandhäusern. In kurzer Zeit hat er hohe Schulden gemacht, die er von seiner Rente nicht wird zurückzahlen kann. Jegliche Versuche des Betreuers, durch persönliche Gespräche das Verhalten des Betreuten zu verändern, blieben erfolglos. Nun beantragt der Betreuer beim Gericht einen Einwilligungsvorbehalt für den Abschluss von Kaufverträgen. Mit diesem Beschluss können dann in Zukunft vom Betreuten abgeschlossene Geschäfte ohne Probleme rückgängig gemacht werden.

Unterbringung

Mit gerichtlicher Genehmigung: Ein Betreuer kann unter bestimmten Voraussetzungen den Betreuten mit gerichtlicher Genehmigung in einer geschlossenen Einrichtung, z. B. in einem psychiatrischen Krankenhaus oder in einer geschlossenen Abteilung z. B. eines Krankenhauses oder eines Altenheimes unterbringen. Die Unterbringung ist allerdings nur unter den in § 1906 Abs. 1 BGB genannten Voraussetzungen zulässig, wenn

- beim Betreuten die Gefahr einer erheblichen gesundheitlichen Selbstschädigung oder
- die Gefahr der Selbsttötung besteht oder
- wenn ohne die Unterbringung eine notwendige ärztliche Maßnahme nicht durchgeführt werden kann.

Ohne vorherige Genehmigung sind Unterbringungen durch den Betreuer nur ausnahmsweise zulässig, wenn mit dem Aufschub Gefahr verbunden ist – die Genehmigung muss dann aber unverzüglich nachgeholt werden (§ 1906 Abs. 2 BGB).

Wenn Betreute **außerhalb geschlossener Abteilungen** in Anstalten, Heimen oder sonstigen Einrichtungen leben, so ist dies an sich nicht genehmigungsbedürftig. Der Genehmigung des Vormundschaftsgerichts bedarf es jedoch auch in diesen Fällen, wenn einem Betreuten durch mechanische Vorrichtungen, Medikamente oder auf andere Weise über einen längeren Zeitraum oder regelmäßig die Freiheit entzogen werden soll (so genannte **Unterbringungsähnliche Maßnahmen,** § 1906 Abs. 4 BGB).

2.1.5 Finanzielle Ausnutzung

Von **finanzieller Ausnutzung** wird gesprochen, wenn Geld oder Vermögensbestandteile des Adressaten gegen seinen Willen verwendet werden oder ihm die Verfügungsmacht darüber verweigert wird.
Die Möglichkeiten sind vielfältig und auch davon abhängig, ob jemand im Heim oder allein lebt oder in der Familie untergebracht ist.

Fallbeispiel

Frau Lang wohnt bei ihrer Tochter. Die Tochter holt die Rente von der Bank ab. Es ist vereinbart, dass sie einen Teil für Wohnen und Verpflegung erhält und die Hälfte der Rente für die Mutter verwahrt und ihr Beträge auf Nachfrage gibt. Es hat sich eingespielt, dass die Tochter die gesamte Rente nimmt und die Mutter trotz vielfacher Bitten nichts bekommt. Sie brauche ja nichts, sie bekomme ja alles Notwendige.

In diesem Beispiel wird die Entscheidungsfreiheit von Frau Lang über ihre Rente extrem eingeschränkt. Sie kann kein Geld frei ausgeben oder nach ihren Wünschen verwenden. Frau Lang wird von ihrer Tochter finanziell ausgenutzt

Oft genug werden Geld, aber auch Geschenke oder die totale finanzielle Kontrolle mit Nachdruck erzwungen. Vielfach werden Änderungen von Testamenten, Haus- oder Besitzstand erreicht, ohne dass der Betroffene tatsächlich einverstanden ist und dies wirklich wünscht.

Es ist wichtig, ein Gespür für solche Vorgänge zu bekommen, sie zu hinterfragen, anzusprechen und den Teufelskreis zu durchbrechen, indem z. B. neutrale Stellen eingeschaltet werden (☞ Adressen im Kap. 7).

2.1.6 Sexuelle Gewalt

Mitunter kommt es in Heimen oder auch in der häuslichen Pflege zu **sexuellen Anspielungen und Übergriffen.** Hiervon können sowohl die alten Menschen als auch die Pflegenden, Angehörigen und professionellen Pflegekräfte, betroffen sein.

Studien haben gezeigt, dass Pflegekräfte einer Berufsgruppe mit **besonderer Gefährdung** für sexuelle Übergriffe angehören. Dies erklärt sich u. a. durch

- ihre Tätigkeit mit körperlichen Kontakten und großer Nähe
- Personalmangel, so dass Pflegekräfte häufig alleine arbeiten
- Besuch der alten Menschen in ihrem häuslichen Umfeld
- nächtliche Dienstzeiten
- sexuelle Verhaltensänderungen der Pflegebedürftigen durch Krankheit und Alter.

Sexuelle Veränderungen im Alter
Mit zunehmendem Alter kann sich das sexuelle Verhalten verändern, z. B.:

- verstärken sich lebenslang vorhandene Tabus, das Schamgefühl nimmt zu oder

- der sexuelle Trieb wird stärker und kann nicht mehr unter Kontrolle gehalten werden, z. B. bei Demenz, oder
- die Sexualität verliert stark an Bedeutung oder
- das Schamgefühl lässt nach.

2

 Alle Menschen, auch Menschen, die in Pflegeheimen leben oder pflegebedürftig sind, haben sexuelle Bedürfnisse. Können diese nicht gestillt werden, z. B. auf Grund einer Erkrankung oder weil ein Partner fehlt, kann das zu erheblichen Problemen führen.

Fallbeispiel

Ein älterer Mann im Pflegeheim, der sein Zimmer nicht selbstständig verlassen konnte, belästigte häufig die AltenpflegerInnen mit anzüglichen Bemerkungen und machte ihnen zweideutige Angebote. Nach einem Gespräch im Team sprach der Stationsleiter den Pflegebedürftigen daraufhin an. Im Gespräch „unter Männern" erzählte der Mann nun, dass er immer allein gelebt und seine sexuellen Bedürfnisse bei Frauen befriedigt hätte, die er bezahlt habe. Das Angebot des Pflegers, Besuch für ihn durch Frauen aus Erotikcentern herzustellen, wollte er wegen seiner körperlichen Einschränkungen jedoch nicht annehmen. Schließlich bat er darum, ihm einige einschlägigen Zeitschriften und Bestellkataloge eines Erotikshops zu besorgen. Diese studierte er dann regelmäßig mit einem anderen Bewohner der Station. Die Belästigungen der MitarbeiterInnen traten nicht wieder auf.

■ Tätliche Übergriffe

Fallbeispiel

Pflegeschüler Werner wäscht Frau Fink, am Ende kämmt er sie, der Kamm fällt zu Boden, Pflegeschüler Werner bückt sich. In diesem Moment fährt Frau Fink dem Pflegeschüler mit der Hand unter den hinten geschlossenen Kittel, kitzelt ihn und sagt strahlend: Du hast ja gar kein Unterhemd an, das ist aber angenehm.

2

Solche und ähnliche Situationen sind für das Pflegepersonal Härtetests. Frau Fink ist Pflegeschüler Werner körperlich nahe gekommen, was von seiner Seite nicht erwartet und schon gar nicht gewünscht war. Um Wiederholungen dieser und ähnlicher Art zu vermeiden, muss gehandelt werden, z. B.:

- mit dem Pflegebedürftigen ein klärendes Gespräch führen
- das Problem im Team besprechen und gemeinsam nach Lösungen suchen
- eine 2. KollegIn zur Körperpflege mit in den Raum bitten
- die Pflegebedürftige zukünftig von einer Altenpflegerin waschen und kämmen lassen
- wenn möglich Angehörige in die Körperpflege einbeziehen.

Tipps für die Praxis

▶ Oft genügt es schon, wenn eine andere, evtl. auch eine ältere AltenpflegerIn, die Körperpflege übernimmt. Nicht jeder Mensch wirkt auf jeden gleich sexuell anregend.

▶ Darüber hinaus gilt: Je routinierter und selbstverständlicher das Waschen vollzogen wird, desto geringer ist die Gefahr, dass Pflegehandlungen missverstanden werden und es zu tätlichen Übergriffen kommt.

■ Verbale Übergriffe

Es kommt vor, dass alte Menschen pflegerische Handlungen als sexuelle Annäherung missverstehen und entsprechend reagieren, worauf sich die Pflegeperson unsittlich angesprochen und in ihrer Würde verletzt fühlt.

Fallbeispiel

Pflegerin Maria richtet Herrn Schalk morgens das Bett, fragt ihn, wie er geschlafen hat, ob sie ihm Tee oder Kaffee bringen soll. Herr Schalk sagt ihr, er habe gut geschlafen, sie könne ruhig näher kommen, in seinem Bett sei immer noch ein Platz für sie frei.

2

Pflegerin Maria ist sehr betroffen. Wie kann sie reagieren? Folgende Verhaltensregeln können helfen, sich gegen verbale Belästigungen zur Wehr zu setzen und sie dauerhaft zu unterbinden:

- Trotz eigener Empörung versuchen, einen kühlen Kopf zu bewahren, um aggressive Überreaktionen zu vermeiden. Das bedeutet, auf die Anspielungen nicht einzugehen oder sie sachlich zurück zu weisen
- Erfahrungsaustausch mit Kollegen anstreben, um zu erfahren, wie diese mit solchen Situationen umgehen
- Angehörige in die Intimpflege einbeziehen, z. B. Ehepartner
- Schamgefühle respektieren und den Intimbereich möglichst selbst waschen lassen
- Bei anhaltenden oder eskalierenden Schwierigkeiten eine andere Pflegeperson einsetzen oder hinzuziehen, ggf. HausärztIn oder Angehörige mit einbeziehen
- Angemessene Dienstkleidung tragen
- Supervision in Anspruch nehmen.

■ Sexuelle Enthemmung

Schwierig ist der Umgang mit Menschen, die ihr Schamgefühl verloren haben und sexuelle Handlungen am unpassenden Ort betreiben.

Fallbeispiel
Herr Traub kommt in den Aufenthaltsraum, öffnet seine Hose, entblößt sein Geschlechtsteil und onaniert vor den anderen.

Sexuelle Enthemmung kommt häufig bei gerontopsychiatrischen Erkrankungen, insbesondere bei **Demenz,** vor. Solche Situationen stellen für alle Beteiligten eine Herausforderung dar:

- Ungeduldige, heftige Reaktionen und Vorwurfshaltung vermeiden, da sie Aggressionen hervorrufen können.
- Es ist in der Regel zwecklos, das unangemessene Verhalten durch Verbote zu bekämpfen, weil der Betroffene sein Verhalten meistens nicht umstellen kann, so dass mit Wiederholungen zu rechnen ist.

- Günstig ist es, die Vorgehensweise im Team abzusprechen. Uneinheitliches Handeln verstärkt die Verwirrtheit und hilft nicht weiter.
- Da von sexuell enthemmtem Verhalten nicht nur Pflegekräfte betroffen sind, müssen auch Angehörige und Mitbewohner über das Vorgehen aufgeklärt und einbezogen werden.
- Um eine angemessene Umgangsweise mit dem Betroffenen zu finden, lohnt es sich, eigene Ängste und Tabus zu erkennen.
- Durch den Erwerb gerontopsychiatrischer Fachkenntnisse lassen sich negative Bewertungen vermeiden.

■ Wenn Pflegende sexuell missbrauchen

Die sexuellen Übergriffe können auch von den Pflegenden ausgehen. Oft erdulden die alten Menschen dies, weil sie es jahrelang gewöhnt sind, sich nicht äußern können oder ihnen nicht geglaubt würde. Die Gründe sind vielfältig.

Fallbeispiel
Herr Stein ist arbeitslos. Da seine Frau arbeitet, betreut er daheim die pflegebedürftige demente Schwiegermutter. Er missbraucht sie sexuell, wenn er mit ihr allein ist. Eines Tages wird er zufällig dabei von der Gemeindeschwester überrascht, die das Gemeindeblatt bringt.

Solche „Entdeckungen" dürfen auf keinen Fall tot geschwiegen werden. Was ist zu tun?

- Rückhalt im Team holen und Vorgehensweise gemeinsam beraten
- eine neutrale Stelle einschalten
- mit den Angehörigen reden
- für die Schwiegermutter eine andere Lösung finden
- ggf. die Beobachtung zur Anzeige bringen.

🦁 Tipps für die Praxis
Eine **Anzeige** sollte immer nach Absprache im Team, mit den Angehörigen und Beteiligten und nach Klärung der Rechtslage mit einem Rechtskundigen erfolgen. Zur Anzeige berechtigt ist grundsätzlich der Geschädigte.

▶ Geklärt werden muss, ob er anzeigen kann. Schwierig wird es z. B., wenn er dement ist.

▶ Desweiteren stellt sich die Frage, ob es der Betroffene überhaupt will.

Deshalb lässt sich keine allgemein gültige Empfehlung bezüglich einer Anzeige aussprechen. Immer ist eine Einzefallklärung erforderlich.

2.1.7 Aktive und passive Vernachlässigung

Bei **aktiver Vernachlässigung** verweigern Helfende oder Pflegende **bewusst und willentlich** Handlungen, obwohl ein erkennbarer Bedarf vorhanden ist.

Bei **passiver Vernachlässigung** werden Handlungen unterlassen, weil Bedarfssituationen bewusst oder unbewusst nicht erkannt werden oder das Hilfspotential unzureichend ist.

Aktive Vernachlässigung
Beispiele für aktive Vernachlässigung sind

- mangelnde Reinigung des Bettes bei Verschmutzungen, z. B. durch Inkontinenz
- unzureichende Versorgung mit Nahrung, Flüssigkeit, Medikamenten
- Verweigerung professioneller Pflege und ärztlicher Hilfe.

Häufig ist aktive Vernachlässigung eine Folge von **Überforderung,** die besonders bei Angehörigen pflegebedürftiger Menschen zu Hause leicht auftritt.

Fallbeispiel
Frau Ullrich ist bettlägerig und vollständig auf Pflege angewiesen. Oft nässt oder kotet sie ein und wird dann vom Ehemann liegen gelassen, weil er die Versorgung nur zweimal täglich schaffe und alles andere über seine Kräfte ginge, wie er sagt. Da die Frau sich nicht bewegen kann, entwickelt sich ein Dekubitus, der sich wegen der mangelnden Pflege zunehmend verschlimmert.

2

Passive Vernachlässigung

Bei der passiven Vernachlässigung werden Handlungen und Hilfe-
leistungen unterlassen, weil sie in ihrer Schädlichkeit nicht erkannt
werden. Unwissenheit und mangelnde Einsicht können schwerwie-
gende gesundheitliche Folgen haben wie z. B.

- Mangelernährung
- Austrocknung
- Entwicklung von Druckgeschwüren.

Fallbeispiel
Herr Koch wohnt daheim und ist bettlägerig. Die berufstätige
Tochter versorgt ihn. Er isst langsam. Durst äußert er nicht, deshalb
vergisst die Tochter, ihm jeden Tag ein bestimmtes Quantum an
Flüssigkeit anzubieten. Bei einem Hausbesuch stellt der Arzt fest,
dass Herr Koch völlig ausgetrocknet ist.

Die Tochter ist von der Diagnose überrascht. Über die Menge, die
ein Mensch, insbesondere ein Älterer, täglich trinken sollte, hat sie
sich nie Gedanken gemacht. Sie weiß nicht, dass bei vielen alten
Menschen das Durstgefühl nachlässt und sie deshalb ihrem Vater
immer wieder etwas Flüssigkeit anbieten muss, auch wenn er nicht
direkt danach verlangt. Sie ist mit der Pflege überfordert, weil ihr
notwendiges Wissen und Zeit fehlen.

Um Überforderung und Misshandlungen zu vermeiden, ist es
wichtig, persönliche Strategien zu entwickeln, die dem eigenen Kräftegewinn dienen, so wie im Kap. 1.2.5 besprochen.
Außerdem gehören dazu besonders für pflegende Angehörige:
- ausreichende Pflegeberatung und Fortbildung
- Entlastung durch Kurzzeit- oder Tagespflege
- Haushaltshilfen
- Unterstützung durch ambulante Dienste.

2.1.8 Einschränkung des freien Willens

Einschränkung des freien Willens meint, dass Handlungen unterbunden oder unmöglich gemacht werden. Dazu gehören Zivilrechte wie z. B.

- Wahl des Wohnortes
- Verfügungen über Vermögensgegenstände
- Abfassung des Testaments
- Eheschließung.

Fallbeispiel
Der Vater geht regelmäßig zum Seniorentanztee. Dort lernt er eine wesentlich jüngere Frau kennen, die er heiraten will. Seine Kinder und

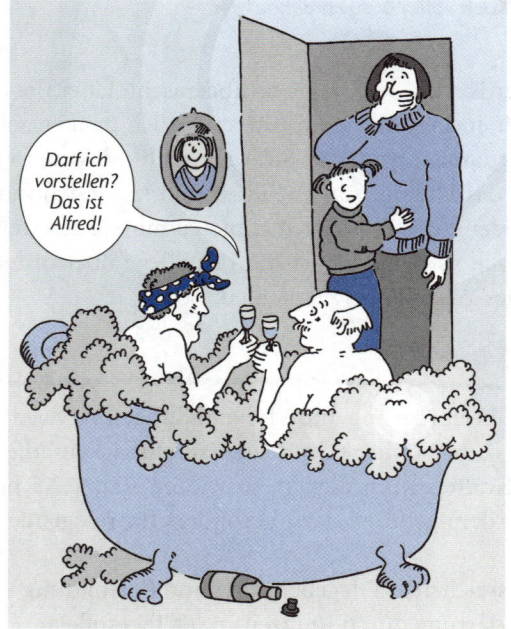

Abb. 2: Alte Menschen haben ein Recht darauf, nach ihrem Willen zu handeln, auch wenn sie dabei mitunter auf das Unverständnis ihrer Kinder und Enkel stoßen. [L119]

Enkel stehen Kopf und wollen es ihm verbieten, weil sie den Verlust des Erbes befürchten.

Vor allem im privaten Bereich werden beispielsweise Haus- und Vermögenswerte oft unter Druck auf die jüngere Generation übertragen. Gerade in ländlichen Gebieten bedeutet das, „auf dem Altenteil" zu sein, Macht, Einfluss- und Vermögenswerte übergeben zu haben und so keine Verfügungsmöglichkeit mehr zu besitzen. Dabei gehen jegliche Gestaltungsmöglichkeiten für das eigene Leben verloren.

Hier als Außenstehender Einfluss zu nehmen ist schwierig. Möglich ist, die Beteiligten zu beraten und den alten Menschen darauf hinzuweisen, dass seine Entscheidungen weitreichende Auswirkungen haben können. Deshalb sollte er sich rechtlich beraten lassen und ausreichend Bedenkzeit verlangen, bevor er so etwas wie z. B. ein Testament unterschreibt.

2.2 Gewalt ist überall möglich

Ältere Mitmenschen sind offenbar nicht überdurchschnittlich von Gewalt und Kriminalität bedroht. Eine Studie des Kriminologischen Forschungsinstitutes Niedersachsen aus dem Jahre 1992 belegt (Wetzels et al. 1995 ☞ Literaturverzeichnis), dass auch ältere Menschen nicht wesentlich häufiger Opfer krimineller Gewalttaten werden als Jüngere (Sparks 1981, ☞ Literaturverzeichnis). Dies gilt nicht für alle älteren Menschen gleich. Stärker gefährdet sind

- Alleinstehende
- Senioren in gefährdeter Umgebung, besonders in Großstädten.

Neue Untersuchungen bestätigten die Vermutung, dass es einen **Zusammenhang zwischen Größe der Stadt und Gewaltrate** gibt. Je größer die Stadt, umso eher sind ältere Menschen von Gewalttaten betroffen. Sie leben dort im Allgemeinen anonymer, das soziale Umfeld ist meist kleiner. Das macht sie ungeschützter.

Einen großen Einfluss auf die Gefahr, Opfer von Gewalt zu werden, üben die individuellen und sozialen **Lebensumstände** aus, z. B.

- Ein Taschenraub im Heim ist weniger häufig als ein Raub auf offener Straße.
- Ein Wohnungseinbruch bei Senioren mit Familienanschluss kommt seltener vor als ein Wohnungseinbruch bei allein stehenden Senioren, die häufig unterwegs sind.
- Betrug ist auf dem Land weniger verbreitet als in den Großstädten.

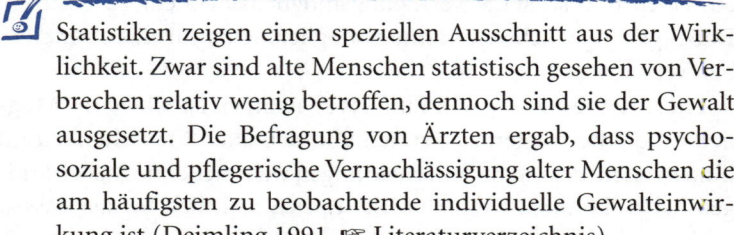

Statistiken zeigen einen speziellen Ausschnitt aus der Wirklichkeit. Zwar sind alte Menschen statistisch gesehen von Verbrechen relativ wenig betroffen, dennoch sind sie der Gewalt ausgesetzt. Die Befragung von Ärzten ergab, dass psychosoziale und pflegerische Vernachlässigung alter Menschen die am häufigsten zu beobachtende individuelle Gewalteinwirkung ist (Deimling 1991, ☞ Literaturverzeichnis).

Ein weites Dunkelfeld, zu dem es keine exakten Daten gibt, stellen sexuelle Übergriffe und unnatürlichen Todesfälle dar. Unberücksichtigt bleibt, dass es sich beim Problem des unnatürlichen Todes bei den bekannt gewordenen Fällen um die Spitze des Eisberges handelt (Deimling 1991 und Rückert in Die Zeit 1999, ☞ Literaturverzeichnis).

Gewalt kann sich unabhängig von der Zugehörigkeit zu einer sozialen Schicht ereignen. Hohes Ausbildungsniveau oder große finanzielle Ressourcen schützen nicht vor gewalttätigem Verhalten, weder als Täter noch als Opfer.

2.2.1 Häusliches Umfeld

In die **offizielle Gewaltstatistik** gehen Handlungen aus dem häuslichen Bereich selten ein. 1995 veröffentlichte das kriminologische Forschungsinstitut Niedersachsens eine Studie (Wetzels et al. 1995, ☞ Literaturverzeichnis). Angaben zu Gewalt im häuslichen Bereich wurden fast nur zu physischen Verletzungen gemacht. Danach wurden mindestens 3 % der 60–75-jährigen Opfer von Gewaltanwendungen.

Die „Bonner Initiative gegen Gewalt im Alter" legte **Zahlen zur häuslichen Gewalt** vor, wobei ein umfassender Gewaltbegriff zugrunde gelegt wurde (nach Hirsch und Kranzhoff 1999, ☞ Literaturverzeichnis). Danach beinhaltet Gewalt u. a. auch

- Entfaltungsverhinderung
- seelische Misshandlung
- finanzielle Schädigung
- Einschränkung der Bewegungsfreiheit
- sexuelle Belästigung
- Vernachlässigung.

Aufgrund dieser Kriterien gaben 10,8 % der Befragten über 60 Jahre alten Menschen an, in den letzten 5 Jahren Opfer von familiärer Gewalt geworden zu sein.
Diese beiden Untersuchungen zeigen, dass

- Gewalt im häuslichen Bereich bisher wenig beachtet wurde, es gibt kaum Untersuchungen dazu
- es ziemliche Wahrnehmungsunterschiede bei Gewalt gibt und bestimmte Tatbestände wie z. B. Einschränkung der Bewegungsfreiheit in der ersten Statistik nicht erfasst wurden. Es muss also eine Dunkelziffer geben, die sich durch die unterschiedlichen Zahlen (3 % bzw. 10,8 %) andeutet
- Gewalt im häuslichen Bereich nach wie vor noch ein Tabu-Thema ist, da die Betroffenen sie nicht von sich aus ansprechen, sondern erst auf eine gezielte Befragung hin.

In der häuslichen Pflege spielt **Überforderung** der pflegenden Angehörigen eine große Rolle. Die Gewalttaten werden zu einem Entlastungsventil.

2.2.2 Heime und Krankenhäuser

Mit Gewalt in Heimen und Krankenhaus sind nicht nur Tötungen und schweren Misshandlungen gemeint, von denen die Horrormeldungen der Medien berichten. Viel häufiger kommen unscheinbarere Gewaltformen vor, die meistens als solche gar nicht

2

wahr genommen werden. Dazu gehören Fixierung und andere freiheitsentziehende Maßnahmen (☞ 2.1.4) sowie weniger spektakuläre Formen körperlicher und psychischer Misshandlung in aktiver und passiver Form (☞ 2.1.1 und 2.1.2). Auch **Pflegefehler** zählen zu dieser Rubrik. Nicht immer geschehen sie aus bösem Willen. Oft ist es Gedankenlosigkeit, Bequemlichkeit oder Unachtsamkeit, weshalb etwas falsch oder nicht geschieht.

■ Fixierung und Ruhigstellung

Studien von Hirsch (Altenpflege 1997, ☞ Literaturverzeichnis) zeigen bei einer Untersuchung von 29 gerontopsychiatrischen Abteilungen, dass von den insgesamt 2374 stationär behandelten Patienten 590 (= 24,8 %) mindestens eine bewegungseinschränkende Maßnahme am Stichtag im Untersuchungszeitraum von 24 Stunden erduldeten.

Rund 71 % davon wurden 1–2 mal **fixiert**. Am häufigsten per Bettgitter (54,6 %) oder Bauchgurt (26,3 %). Fixiert wurde vorsorglich wegen

- Sturzgefahr: 48,2 %
- Schwindel bzw. Gangunsicherheit: 27,8 %
- quälender Unruhe: 15,7 %.

Bei 92 % wurde die Fixierung bei **psychisch kranken Älteren** durchgeführt. 21 % der Fixierten erhielten keine Psychopharmaka. Individuell unterschiedlich ist die Wirkung von Psychopharmaka auf alte Menschen und dann auch nicht ohne weiteres feststellbar. So lässt sich nicht auf Anhieb sagen, ob ein alter Mensch einfach nur müde ist, oder ob er auf Grund verabreichter Medikamente ruhig ist und schläft. Klären ließe sich das nur durch eine pharmakologische Untersuchung von Blut oder Urin, was aber in der Praxis nicht durchgeführt wird.

Gründe für eine **medikamentöse Ruhigstellung** mittels Psychopharmaka waren:

- Ruhigstellung
- Beeinflussung einer akuten Psychose
- zur psychophysischen Stabilität.

■ Heimordnung

Heimordnungen geben den Bewohnern und allen im Heim Tätigen eine Struktur und regeln das Miteinander. Grund zur Sorge gibt eine Ordnung dann, wenn sie unnötige freiheitsentziehende Klauseln, die an Gewalt grenzen, enthält oder verwirklicht, z. B.

- dauerndes Verschließen der Haustür ohne Öffnungsmöglichkeit
- Beschränkungen durch starre Besuchszeiten
- strikt einzuhaltende Ruhe-, Aufsteh- und Essenszeiten.

Allerdings sind „schwarze Schafe" inzwischen zur Ausnahme geworden. In den meisten Einrichtungen gelten längst flexible Zeiten und Ordnungen.

2.2.3 Straßen und Plätze

Unmittelbar haben AltenpflegerInnen kaum Einfluss auf Gewalttaten in der Öffentlichkeit. So gehört z. B. der Handtaschenraub auf öffentlichen Straßen und Plätzen zu den häufigsten Gewaltdelikten gegen ältere Menschen.

Prävention
Es gehört zu den Aufgaben von AltenpflegerInnen, alte Menschen darüber aufzuklären, sie zu warnen und zu beraten, wie sie sich vor Gefahren schützen können.

Grundsätzliche Überlegungen
- Ist es notwendig, allein unterwegs zu sein, kann Begleitung mitgenommen werden?
- Es ist sinnvoll, allein möglichst bei Helligkeit auszugehen und auch dann dunkle Ecken zu vermeiden
- Im Zug kann es günstig sein, kein leeres Abteil zu wählen.

2

Handtasche

- Ist es notwendig, eine Handtasche mitzuführen? Können wichtige Gegenstände wie Ausweise, Geldbeutel, Schlüssel in Kleidungsinnentaschen untergebracht werden?
- Lässt es sich nicht vermeiden, eine Handtasche mit zu nehmen, ist es günstig, die Handtasche fest unter dem Arm zu tragen oder ein quer über den Körper reichendes Schulterband an der Handtasche zu befestigen
- Der Zugriff zur Handtasche wird erschwert, wenn sie zwischen Körper und Bekleidung getragen wird
- Auf dem Radweg oder auf der Straße die Tasche an der den Wegen abgewandten Seite tragen
- Es gibt kleine Melder, die an der Handtasche angebracht werden können und aufheulen, wenn Gefahr droht
- In öffentlichen Gebäuden und Geschäften keine Taschen unbeaufsichtigt abstellen oder liegen lassen.

Geld

- Nur so viel Geld mitführen, wie unbedingt benötigt wird
- Beim Abheben von größeren Beträge bei Geldinstituten ist es günstig, einen Nebenraum und nicht eine Hauptkasse zu benutzen, Begleitung ist sinnvoll
- Bei Menschen, die betteln, nicht die Geldbörse hervorholen, sondern ihnen aus einer Kleidungstasche ein Geldstück, das bereits für eine ähnliche Situation parat gelegt wurde, herausnehmen
- Wohnungs- und Hausschlüssel möglichst getrennt von Ausweispapieren und Wertsachen aufbewahren
- Die Zahlung größerer Anschaffungen mit Scheck oder Überweisung hat sich bewährt
- In der Öffentlichkeit und vor Dritten ist es ungünstig, über Ersparnisse und den Inhalt der Brieftasche zu sprechen

Verhalten bei drohender Gewalt

- Sollte sich ein alter Mensch verfolgt fühlen, ist es günstig, andere Menschen aufmerksam zu machen, evtl. auch an der nächsten Haustür zu klingeln und um Hilfe zu bitten

- Bewährt haben sich Trillerpfeifen, Personenalarmgeräte, Tränengas oder Pfefferspray, solche Hilfen unbedingt griffbereit tragen
- Bei einem Angriff nicht abwarten, sondern laut rufen. Schreien und Gegenwehr vereiteln einen Angriff meistens
- Wenn sich der Angegriffene körperlich wehren kann, ist es günstig, dies sofort und ohne Zögern zu tun. Selten rechnen Täter bei Älteren mit Gegenwehr
- Wichtig ist es, sofort in einem entsprechenden Fall die Polizei anzurufen. Nur so kann eine Straftat verfolgt und eine weitere verhindert werden.

2

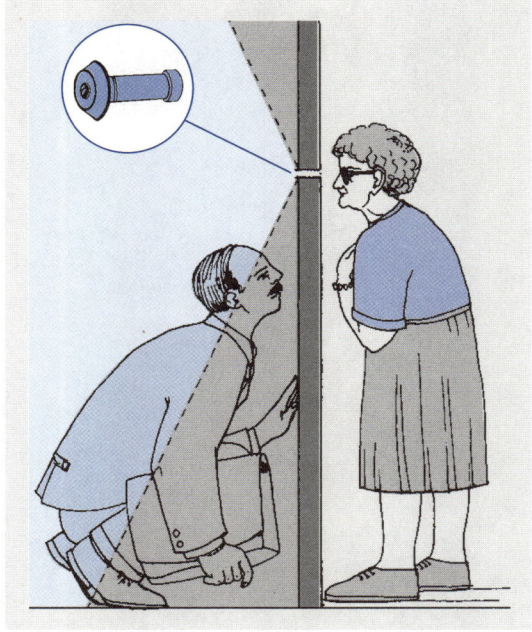

Abb. 3: Damit sich alte Menschen in ihrer Wohnung sicher fühlen können, geben örtliche Polizeidienststellen Tipps zur Einbruchsicherung. So sind z. B. sichere Türverriegelungen oder der Einbau eines Türspions sinnvolle Maßnahmen, um unliebsamen Personen den Zutritt zu verweigern. [L215]

3

Täter und Opfer

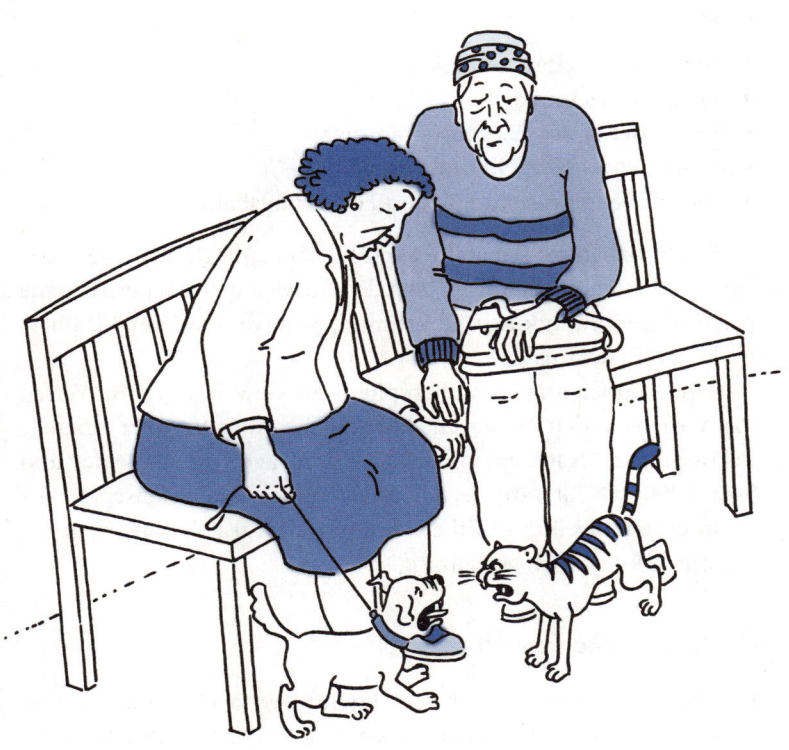

Gewalt üben alte Menschen ebenso aus wie die, die sie pflegen. Dabei müssen Täter nicht immer Täter und Opfer nicht immer Opfer bleiben. Das bedeutet, dass Rollen auch gewechselt werden, also Täter zu Opfer werden und umgekehrt.

3.1 Alte Menschen als Täter

3

■ *Überwiegend verbale und psychische Gewalt*

Wenn alte Menschen Täter sind, üben sie bevorzugt **verbale und psychische Gewalt** aus, z. B. durch

- unnötige Unselbstständigkeit
- absichtliches Einnässen
- Boykottieren des Pflegeprogramms
- permanentes Nörgeln und Klagen
- übertriebene Erwartungs- und Forderungshaltung.

Vielleicht haben sie selbst die alten Eltern gepflegt, ihr Leben lang hart gearbeitet und erwarten jetzt den Ausgleich durch permanente persönliche Zuwendung und Erfüllung von (für das Umfeld) übertriebenen Bedürfnissen.

Seltener üben alte Menschen physische Gewalt aus, z. B. Werfen mit Gegenständen, Schlagen, körperliche Angriffe oder sexuelle Belästigungen. Nach einer Schweizer Umfrage von Schneider und Sigg 1990 (☞ Literaturverzeichnis) werden alte Menschen vor allem gegenüber ihren Mitbewohnern und nur gelegentlich gegen Pflegende körperlich gewalttätig.

■ *Körperliche Gewalt*

Eine Studie von Grond 1989 (☞ Literaturverzeichnis) kommt zu anderen Ergebnissen. Danach mussten 81–86 % der befragten Pflegenden während des einjährigen Berufspraktikums Gewalt durch alte Menschen erleiden. Eine Zusatzbefragung ergab, dass 74 % beschimpft und 53 % geschlagen worden waren. Auch sexuelle Belästigung durch Heimbewohner wurde bekannt. Diese Studie muss nicht die Situation in allen Heimen widerspiegeln, lässt aber die Aussage zu, dass Pflegende immer wieder auch der Gewalt durch alte Menschen ausgesetzt sind.

Die Gründe sind unterschiedlich. Es gibt Menschen, die von Natur aus eher zu heftigen Reaktionen neigen, aber auch äußere Einflüsse können Aggressionen auslösen.

■ *Nichtbeachten ist keine Lösung*

Fallbeispiel
Frau Thiele beklagt sich bei der Altenpflegerin Klara, sie habe ständig zu wenig Tabletten bekommen. Pflegerin Klara sagt, sie könne dies nicht mehr überprüfen, aber die Tabletten, die sie für den heutigen Tag bereitgestellt habe, wolle sie gern Frau Thiele noch einmal zeigen. Als sie den Behälter mit der Tagesdosierung öffnet, um Frau Thiele die einzelnen Tablette zu erklären, haut diese auf den Behälter, so dass alle Tabletten auf den Fußboden fallen.

Was ist passiert? Die Altenpflegerin hat zwar alles getan, um eine aggressive Situation zu vermeiden, doch bei Frau Thiele hatte sich Wut aufgestaut, die sie heraus lassen musste.

In einer Konfliktsituation ist es wie in diesem Fall vom weiteren Verhalten der Pflegenden abhängig, ob eine Situation

- **eskaliert**
- **klärend beendet** werden kann
- ein Konflikt weiter **schwelend** vorhanden bleibt.

Was ist sinnvoll? Die Altenpflegerin Klara könnte beispielsweise:

- selbst aggressiv werden und Frau Thiele maßregeln, anschreien oder gar auf die Finger hauen (Eskalation in Form körperlicher oder verbaler Gewalt)
- sagen, dass sie erschrocken sei über Frau Thieles Verhalten und fragen, ob diese sich über etwas geärgert habe und warum diese so wütend sei (Klärung)
- nichts tun und die verstreuten Pillen verärgert, aber schweigend aufsammeln, wegwerfen und neue vorbereiten (Konflikt verschieben).

Eindeutig gefährlich ist die Meinung, dass aggressives Verhalten sich nicht verstärkt oder gar abnimmt, **wenn es nicht beachtet wird.** Nichtbeachtung ist immer eine Gefahr. Dies gilt vor allem dann, wenn eine intellektuelle Auseinandersetzung mit dem alten Menschen auf Grund abnehmender geistiger Fähigkeiten ausscheidet. Hier ist in besonderer Weise die Fähigkeit von AltenpflegerInnen zu Einfühlungsvermögen (Empathie) erforderlich. Es gilt, sich zu fragen: „Was könnte stören, was hat das Verhalten ausgelöst, worauf ist besonders zu achten, damit sich derartiges Verhalten **nicht** wiederholt?" Einen Versuch, die Angelegenheit verbal zu klären, ist es wert. Manchmal können die alten Menschen ihren Ärger oder Unmut benennen.

■ Bewusst oder unbewusst?

Wenn alte Menschen psychische Gewalt ausüben, ist nicht immer mit letzter Sicherheit zu klären, ob dies bewusst oder unbewusst geschieht.

Fallbeispiel
Frau Stein behauptet im ganzen Dorf, ihre Verwandte und langjährige Haushälterin Frau Stahl habe ihr 200,– DM weggenommen.

Bevor im o. g. Fallbeispiel von bösartiger **Verbreitung von Gerüchten** geredet werden kann, sollte geklärt werden, ob es sich wirklich um eine bewusste Unterstellung handelt oder ob Frau Stein an erkrankungsbedingten **Gedächtnisstörungen** oder **psychischen Veränderungen** leidet. Nicht jede bösartige Bemerkung ist auch wirklich so gemeint (☞ auch Hinweise zum Umgang mit dementen Menschen im Kap. 1.2.3).

Liegt eine solche Erkrankung nicht zugrunde, sollte eine **sachliche Auseinandersetzung** möglich sein. Zunächst ist es wichtig, dem Anderen die Verletzungen, die Gefühle und den Schmerz mitzuteilen, den er zugefügt hat. Er muss wissen, was er ausgelöst hat. Danach gilt es heraus zu finden, weshalb er es getan hat. Auch mit Menschen, die einem Gespräch schwer zugänglich scheinen, ist es möglich, die Konfliktmotive und Konfliktabsichten zu klären, ein alternatives Verhalten auszuhandeln und sie auf Folgen ihres Verhaltens aufmerksam zu machen.

■ Gewalt gegen sich selbst

Auch bei gegen sich selbst gerichteter Gewalt (Autoaggression, ☞ 1.2.4) ist der alte Mensch Täter, auch wenn er in diesem Fall nicht anderen, sondern sich selbst Gewalt antut. Dazu gehören

- Selbstverstümmelung, Selbstbeschädigung
- Suizidversuch
- Suizid (Selbsttötung).

Das **Suizidrisiko** in der BRD steigt mit zunehmendem Alter bei Männern und sinkt mit zunehmendem Alter bei Frauen. Eine tageszeitliche Häufung ist besonders am frühen Morgen und am frühen Abend zu verzeichnen. Eine jahreszeitliche Häufung besteht von März bis Mai (Erlemeier 1992, ☞ Literaturverzeichnis).

Männer bevorzugen im Gegensatz zu Frauen „harte" **Suizidmethoden** wie Erhängen, Erdrosseln, Erschiessen. Frauen greifen fast immer zu „weichen" Methoden wie Vergiftung oder auch Ertrinken, bei denen eher eine Rettung möglich ist.

Mit zunehmendem Alter steigt in beiden Geschlechtsgruppen der Anteil tödlich endender Selbsttötungsmethoden. Suizide und Suizidversuche werden entschiedener durchgeführt. Es besteht die ernsthafte Absicht das Leben zu beenden, eine Rettung wird oft nicht mehr für möglich und sinnvoll gehalten (Pöhls 1988, ☞ Literaturverzeichnis).

 Nach einer Erhebung des Psychologen Professor Erlemeier (Fachhochschule Münster) ist jeder Dritte der jährlich etwa 13 000 Suizidopfer in Deutschland über 65 Jahre alt.

Der Großteil der Suizidversuche findet zu Hause statt, nur eine Minderheit sucht Orte außerhalb der Wohnung auf.

Wichtig ist es, die einem Suizid **vorausgehenden Anzeichen** zu erkennen, um rechtzeitig eingreifen zu können.

Anzeichen eines Suizides können sein:
- Einengung des Denkens auf den Suizid
- Einengung der Wahrnehmung, innerer Rückzug
- Alles beherrschendes Gefühl von Ausweglosigkeit, Einsamkeit
- Aggressionshemmung, aber auch Aggressivität und Autoaggression
- Ankündigung des Suizids durch entsprechende Äußerungen und Handlungen (Aufräumen, letzte Dingen ordnen)
- Konkrete Suizidphantasien
- Vorausgehende Suizidversuche.

Der alte Mensch fühlt sich einsam und verlassen. Seine Situation erscheint ihm sinn- und ausweglos. Er vermisst Aufmerksamkeit und Zuwendung von anderen.

Fallbeispiel
Herr Kaiser lebt seit Jahren allein und hat wenig Kontakte. Seine Frau ist vor Jahren gestorben, seine Tochter lebt in Amerika. Seit einiger Zeit beobachtet die Altenpflegerin Yvonne, dass Herr Kaiser sehr deprimiert ist, wenig isst, kaum spricht. Er erzählt, das Beste wäre, er könne die Augen schließen. Eines Tages erzählt er, er habe noch ein altes Gewehr aus dem Krieg. Dafür wolle er sich Munition kaufen. Man könne nie wissen, wie man die noch brauchen könne.

Was ist zu tun?
- Herrn Kaiser auf einen möglichen Suizid ansprechen und ihn direkt fragen, was genau er vorhat
- Sich Zeit nehmen, um mit Herrn Kaiser ein Gespräch zu führen
- Termin zusagen, zu dem er wieder besucht wird, sich versprechen lassen, dass er sich bis dahin nichts antut
- Telefonnummer anbieten, unter der er immer jemanden erreichen kann, z. B. Telefonseelsorge oder einen bekannten Menschen aus seinem Umfeld
- Tochter verständigen

- Sozialen Dienst verständigen
- Gegebenenfalls zuständigen Pfarrer oder Sozialarbeiter bitten, mit Herrn Kaiser ein Gespräch zu führen, um ihn von seinen Gedanken abzubringen
- Arzt einschalten.

 Ein Suizid wird unwahrscheinlicher, wenn soziale Unterstützung in Krisensituationen erwartet werden kann. Deshalb ist die ununterbrochene Erreichbarkeit von z. B. Telefonseelsorge, Beratungsstelle, klinik-angeschlossenen Krisenstationen, insbesondere auch von Angehörigen, Freunden und Nachbarn ein wichtiger Beitrag zur **Suizidprophylaxe.** Der alte Mensch soll das Gefühl bekommen, gebraucht zu werden und einen Sinn in seinem Leben sehen.

3

3.2 Warum wird ein alter Mensch gewalttätig?

■ Frühere Erlebnisse und Machtverlust

Es gibt vielfältige Ursachen, weshalb Gewalt ausgeübt wird. Bereits in der **Kindheit** erduldete und beobachtete Gewaltausübung oder Wiedererleben einer Missbrauchserfahrung in der Kindheit können dazu führen, dass ein alter Mensch selbst gewalttätig wird.

Gewalt ist auch ein Ausdruck von **Hilflosigkeit und Ohnmacht.** Nicht umsonst heißt es, dass Gewalt da auftritt, wo Macht verloren geht (Hannah Arendt 1995, ☞ Literaturverzeichnis). Angst, Ohnmacht, Machtverlust, Hilflosigkeit sind bedeutsame Faktoren im Zusammenhang mit Gewalt. Alte Menschen erleben einen **Machtverlust** vor allem, wenn sie pflegebedürftig, abhängig und hilflos werden und diesen Zustand schwer ertragen und kaum akzeptieren können. Möglicherweise versprechen sie sich durch die Ausübung von Gewalt, verloren gegangene Macht zurück gewinnen zu können. Ein anderer Aspekt kann sein, die eigene Hilflosigkeit nicht wahrhaben zu wollen und sie durch Gewalttätigkeit oder aggressives Verhalten zu überspielen.

Fallbeispiel

Herr Schaut ist schwerhörig, will das aber nicht wahrhaben und weigert sich, ein Hörgerät zu tragen. Die Enkelin erzählt ihm von einem neuen Hörgerät, das kaum sichtbar im Ohr angepasst werden kann. Herr Schaut versteht nicht, was sie erklärt und reagiert, indem er ihr das Prospekt, das sie ihm mitgebracht hat, an den Kopf wirft.

■ Misshandlungsfördernde Faktoren bei Pflegenden

Eastman (1985, ☞ Literaturverzeichnis) zählt folgende **misshandlungsfördernde Faktoren** bei Pflegenden auf, die u. a. Ursache sein können, dass ein alter Mensch misshandelt wird:

- Belastungen
- Erhöhte Abhängigkeit des alten Menschen
- Wenig Unterstützung durch die Gemeinde
- Schlechte Wohnverhältnisse
- Arbeitslosigkeit
- Unzulänglichkeit der Pflegeperson selbst.

Auch Übertragungsprozesse spielen eine Rolle. So werden negative Gefühle und Erlebnisse aus eigenen frühen Beziehungen zu Eltern und Autoritätspersonen wachgerufen und auf das Gegenüber übertragen. Antipathien werden empfunden und belasten eine Beziehung. Ebenso kann das Gefühl fehlender Dankbarkeit Frustrationen auslösen.

■ Typische Verhaltensweisen und Merkmale

Eine große Schweizer Studie von Schneider und Sigg (1990, ☞ Literaturverzeichnis), die sich mit den Bedingungen von Gewalt in Alten- und Pflegeheimen befasste, fand heraus, dass nach Meinung der Mitarbeiter in Heimen bestimmte **Verhaltensweisen und Merkmale** von Bewohnern zur Gewalt beitragen. Solche sind:

- Verwirrtheit
- geringe soziale Kompetenz
- geringe Berücksichtigung der Situation des Personals und anderer Bewohner
- Unzufriedenheit mit der Lebenssituation
- erlebte Belastungen
- Sozialisationserfahrungen.

Einfluss des Umfeldes

Unsoziales Verhalten und Gewalt unter den Bewohnern beeinflussen sich gegenseitig. Gewalt einer Person fördert Gewalt in der sozialen Umwelt. Genauso beeinflussen Freundlichkeit und Hilfsbereitschaft einer Person das Verhalten der anderen günstig. Dies wiederum hat Einfluss auf den eigenen Gewaltanteil.

Tipps für die Praxis

▶ Die Gewaltbereitschaft von alten Menschen verringert sich, wenn ihrer aggressiven Haltung positives Verhalten entgegengesetzt und gewaltloses Verhalten beim Gegenüber gefördert wird. Auch hier gilt das Sprichwort: „Wie es in den Wald hinein ruft, so schallt es heraus".

Schwerer durch eine positive Vorbildfunktion beeinflussbar sind Verwirrtheit oder eine geringe soziale Kompetenz. Aber auch in diesen Fällen kann Aggression durch entsprechendes Verhalten der Umgebung abgeschwächt, abgemildert oder in erträglichem Maße gehalten werden (☞ Aggressionsabbau im Umgang mit dementen alten Menschen im Kap. 1.2.3).

Erkrankungen

Einfluss auf die Persönlichkeit und deren Eigenschaften haben neben den genannten gerontopsychiatrischen Erkrankung wie Demenz auch z. B.

- Hirnschädigungen

- Stoffwechselerkrankungen wie Diabetes mit starken Schwankungen der Blutzuckerwerte
- die Einnahme bestimmter Medikamente (☞ 1.3).

3.3 Alte Menschen als Opfer

3.3.1 Zu Hause in der Familie

■ *Großes Dunkelfeld*

Im **häuslichen Bereich** (☞ 2.2.1) ist das Ausmaß der Gewalt gegenüber alten Menschen nicht klar erfasst, das Dunkelfeld ist vermutlich groß. Nicht zuletzt basiert dies auf dem Hintergrund der Auffassung, dass Kriminalität bei einem hohen Maß an Vertrautheit und Intimität eben als Privatsache seitens der Betroffenen betrachtet wird (Wetzels et al. 1995, ☞ Literaturverzeichnis). In der offiziellen Kriminalstatistik der BRD taucht das Phänomen häuslicher Gewalt heute nicht einmal auf. Wenn alte Menschen im häuslichen Bereich zu Opfern werden, sind die Täter auch hier zu finden. Es sind die Angehörigen, „hilfreiche" Nachbarn oder auch professionell Pflegende, die bewusst oder unbewusst Gewalt ausüben und den Hilfebedürftigen in seinen Rechten einschränken.

Alte Menschen sind häufig abhängig und unsicher, ob und wie sie ihre Rechte durchzusetzen können. Sie lassen Unterlassungen oder direkte Gewalt geschehen, weil sie Auseinandersetzungen und Einschränkungen fürchten.

Fallbeispiel
Frau Bese benötigt abends eine Hilfe, die sie vom Rollstuhl ins Bett bringt. Sie ist eine geistig sehr rege Frau, die wenig schläft und abends gern aktuelle Sendungen im Fernsehen verfolgt. Doch der Pfleger vom ambulanten Dienst sagt ihr, sie sei seine „letzte Kundin" und er habe keine Lust, bis 22 Uhr im Auto zu warten, bis sie endlich ins Bett wolle. Regelmäßig kommt er spätestens um 20.30 Uhr und bringt sie ins Bett. Frau Bese nimmt dies hin, ohne zu widersprechen, obwohl die lange Nacht für sie schon wegen ihrer Inkontinenz eine Qual ist.

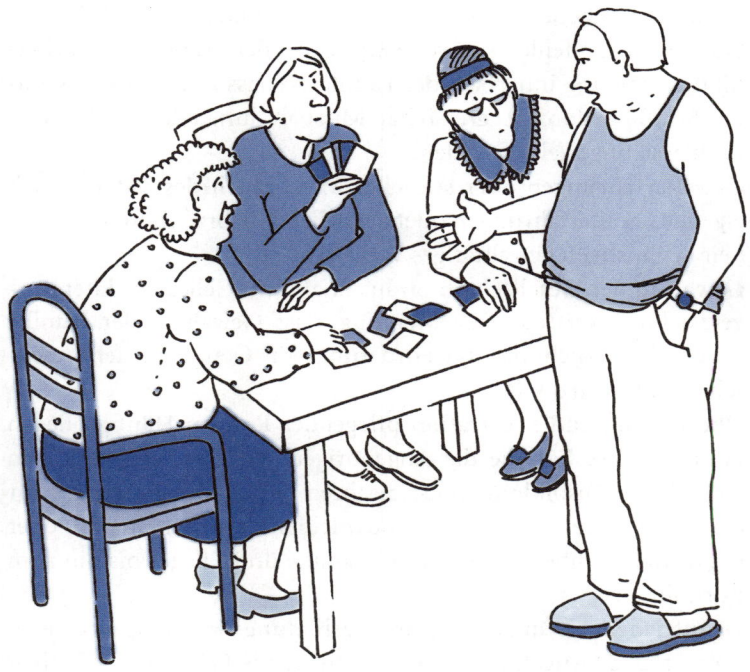

Abb. 4: „Jetzt aber ins Bett, Mutter, ich habe dir schon vor einer Stunde deine Schlafpillen gegeben! Ich will in Ruhe das Europapokalspiel im Fernsehen sehen." [L119]

■ Was Gewalt in der Familie begünstigt

Machtlosigkeit der Täter: Ein Aspekt des Täterprofils ist, wie Pillemer (☞ Literaturverzeichnis) festgestellt hat, dass Täter von ihren Opfern materiell abhängig sind oder sich emotional nicht hinreichend von ihnen gelöst haben. Nach seiner Meinung erhöht sich die Wahrscheinlichkeit, dass es zu Misshandlung des alten Menschen kommt, wenn der Gewaltausübende sich als machtlos erlebt.

Fehlende Selbstkontrollkompetenz des Täters: Suchtmittelmissbrauch kann ebenfalls mit erhöhter Gewaltneigung einher gehen, zumal Suchtmittel die soziale Hemmschwelle und die Aggressions-

hemmungen herabsetzen und die Scham- und Schuldgefühle be-
täuben. Häufig fehlen sinnvolle Strategien der Problem- und Konfliktbewältigung innerhalb der Famile, so dass zwischenmenschliche Konflikte durch Aggressivität, Misshandlung oder Flucht (Vernachlässigung) gelöst werden.

Gewalterfahrungen oder sexueller Missbrauch des Täters: Auch
eigene Gewalterfahrungen oder sexueller Missbrauch in der Kindheit begünstigen gewalttätiges Verhalten.

Gewalt in der Gesellschaft: Straus et al. und Gelles (☞ Literaturverzeichnis) vertreten die Meinung, dass Gewalt in der Familie
durch Verherrlichung und Förderung von Gewalt in der Gesellschaft unterstützt wird.

Überlastung und Frustration pflegender Frauen: Häufig pflegen
Frauen in der Familie die Angehörigen. Viele von ihnen haben
dafür keine Ausbildung, mussten ihren Beruf oder ein Hobby für
die Pflege an den Nagel hängen oder leiden unter der Doppel- oder
sogar Mehrfachbelastung (Beruf, Familie und Pflege) bis hin zum
Burnout.

Unzufriedenheit und mangelnde Ausbildung: Schwierig ist es auch
für pflegende Angehörige, deren individuelle Lebenszufriedenheit
gering ist und denen die Pflege keine Befriedigung bringt. Ihr Verhalten kann bei Belastung leicht ungerecht oder gar gewalttätig
werden. Nicht selten kommt es auch wegen fehlender Ausbildung
für die Pflege und Nichtabsehbarkeit der Pflegezeit (hohe Lebens-
erwartung, medizinischer Fortschritt, der Menschen lange am Leben erhält) zu dem Gefühl, überfordert zu sein.

Pflegende Angehörige benötigen Schulung und Begleitung
durch PflegeberaterInnen, um den Anforderungen gerecht zu
werden (☞ auch 1.2.5). Kostenlose Angebote dafür gibt es bei
allen Krankenkassen.

Ambivalente familiäre Beziehungen: Manchmal müssen Fami-
lienmitgliedeer gepflegt werden, zu denen von jeher schon eine

ambivalente Beziehung bestand, z. B. zwischen Schwiegermutter und Schwiegertochter, oder zwischen denen unausgesprochene Konflikte schwelen. Kommt noch die Abhängigkeit vom Pflegenden hinzu, z. B. Angewiesensein auf die Rente oder die Pflegeversicherung, treten leicht Wut und Ohnmachtsgefühle auf, die sich in gewalttätigem Handeln entladen können. Auch Schuldgefühle wirken sich auf die Pflegesituation ungünstig und belastend aus.

3

Fallbeispiel

Frau Graulich war Waise. Sie heiratete Herrn Graulich, weil sein Vater sagte, er sei schon fünf Jahre mit ihr zusammen, da gehöre es sich zu heiraten. Die Mutter von Herrn Graulich war mit der Ehe nie einverstanden. Als die Mutter pflegebedürftig wird, muss Frau Graulich sie pflegen. Dabei hat sie immer das Gefühl, noch abhängig zu sein. Die Schwiegermutter erwartet weiterhin Dankbarkeit und hat viele Forderungen, die die Schwiegertochter innerlich zur Weißglut bringen.

3.3.2 Alte Menschen in Heimen

■ **Häufige Gewaltarten in stationären Einrichtungen**

Zu den häufig in Heimen vorkommenden Gewalttaten der Pflegenden gegen alte Menschen gehören:

- unauffällige Gewalthandlungen wie Benachteiligung, Ignorieren, Missachten der Privatsphäre und Vernachlässigung einzelner Bewohner (kommen am häufigsten vor)
- verbale Gewalt in Form von Schelten und Tadeln
- Vorenthalten von benötigten Medikamenten oder Verabreichen von Medikamenten ohne Einwilligung (☞ 1.3)
- Pflegefehler oder unkorrekter Umgang mit Hilfsmitteln
- Fixierungen (☞ 2.1.4)

Bewusstes Ärgern, sexuelle Belästigung und Schlagen sind die seltensten Gewaltformen in Heimen.

In stationären Pflegeeinrichtungen richtet sich gewalttätiges Verhalten des Personals vor allem gegen „schwierige", verwirrte Bewohner (☞ 1.2.5) und alte Menschen, die den Mitarbeitern ihren Willen aufzwingen wollen. Wer hilfsbedürftig, aber „unauffällig" und „nicht renitent" ist, wird nur selten Opfer von Gewalt.

3

■ Heimbedingungen

Heimgröße und -ausstattung
Laut einer Schweizer Studie von Schneider und Sigg (1990, ☞ Literaturverzeichnis) verschlechtert sich das Sozialverhalten mit zunehmender Bewohnerzahl einer Ortsgemeinde. Ebenso verhält es sich mit Heimen. So zeigt sich, dass große Heime mit vielen Bewohnern und einer starken Arbeitsspezialisierung Gewalt eher fördern. Je größer und spezialisierter ein Betrieb ist, desto spezialisierter und damit auch monotoner wird die Arbeit des einzelnen.

Kleinere Arbeitseinheiten mindern Anonymität und fördern Eigenverantwortlichkeit des entsprechenden Teams und jedes Einzelnen.

Ein wichtiger Aspekt ist eine angemessene materielle und personelle Ausstattung einer Einrichtung. Dies beginnt bei einem ausreichenden und gut ausgebildeten Personalstamm und endet bei pflegegerechter Ausstattung der Zimmer und Stationen.

Gewaltfördernde Arbeitsbedingungen
• unzureichende personelle Ausstattung der Einrichtung, z. B. Mangel an Personal, unqualifiziertes Personal
• fehlende Angebote zur regelmäßigen Fallbesprechung im Team und fehlende Supervision

- autoritärer Leitungsstil von Vorgesetzten, der die Kompetenzen der Mitarbeiter nicht fördert
- fehlende Anerkennung für die Arbeit der Mitarbeiter
- mangelhafte Konfliktbewältigung innerhalb des Pflegeteam, die nicht oder schlecht stattfindet
- starre, unflexible Haus- oder Heimordnung
- fehlende oder mangelhafte Fortbildungsmöglichkeiten für die Pflegenden
- nicht pflegegerechte Raum- und Heimausstattung.

3

 Gewaltprävention hat also in vielen Fällen mit dem Engagement und den Interessen der **Träger und den Inhabern** von Heimen und Pflegediensten zu tun. Sie bestimmen durch die Rahmenbedingungen, die sie vorgeben, das Klima einer Einrichtung ganz wesentlich.

3.4 Warum werden Pflegende gewalttätig?

Pflegende und ihre Vorgesetzten sollten ihre Arbeitsbedingungen und gewaltfördernde Faktoren immer wieder kritisch unter die Lupe nehmen, um Gewalt und Misshandlung präventiv zu begegnen. Anhand der folgenden Problemfelder kann die Situation in der eigenen Einrichtung hinterfragt und ggf. frühzeitig gegengesteuert werden.

Fallbeispiel
Altenpflegerin Isabell ist nach ihrem Examen auf die Station gekommen und noch in der Probezeit. Sie ist immer die Schnellste und immer im Einsatz. Sie hastet über die Station, rennt zur Klingel, will es jedem recht machen und sich beweisen. Unter ihrer Hektik leidet manchmal ihre Konzentration, sie vergisst schon mal leicht etwas. Als sie früh Frau Hagen duschen will, stellt sie fest, dass der Duschsitz, auf den sie Frau Hagen setzen möchte, klemmt. Isabell war einige

Tage nicht im Dienst und kennt sich mit dem neu eingebauten Sitz nicht richtig aus. Trotzdem versucht sie, Frau Hagen auf den Sitz zu setzen und diese dabei in Richtung Dusche zu drehen. Frau Hagen schreit auf, weil Isabell ihr dabei das Bein verdreht und so einge-klemmt hat, dass es heftig blutet. Frau Hagen benötigt schließlich medizinische Hilfe.

Was ist passiert?
Die Altenpflegerin will ihre Arbeit gut machen. Sie arbeitet hastig, nimmt sich wenig Zeit für ihre Aufgaben, denkt, alles richtig zu machen. Darunter leidet ihre Konzentration auf Wesentliches. Eine Information zur Handhabung des Duschsitzes holt sie sich nicht, obwohl sie bei der Übergabe erfahren hat, dass neue Sitze eingebaut wurden. Auch als das Gerät klemmt, ist sie sich sicher, alles „im Griff" zu haben. Sie wird ungeduldig und versucht es mit Gewalt. Dabei verletzt sie die Bewohnerin erheblich.
Bedenkliche Merkmale, die in ihrer Summe zur Gefahr werden, sind:

- Unsicherheit
- Hektik
- Unzureichende Konzentration innerhalb einer Situation
- Wunsch nach Anerkennung
- Unzureichende Selbstkontrolle.

Fallbeispiel
Altenpflegerin Jessica kommt ins Zimmer und sagt zur bettlägerigen Frau Berger: „Na, meine Süße, jetzt wollen wir mal sehen, ob du schon wieder eingepinkelt hast", und zieht ihr dabei die Bettdecke weg.

Was ist passiert?
Altenpflegerin Jessica verhält sich distanzlos gegenüber einer wehr-losen, pflegebedürftigen Frau. Das erfährt die Bewohnerin verbal und körperlich. Die Wortwahl ist

- wenig einfühlsam
- abwertend
- ordinär

- enthält eine versteckte Drohung
- und macht deutlich, wie mächtig sich die Pflegende gegenüber der bettlägerigen Frau empfindet.

Das Wegziehen der Bettdecke zeigt zusätzlich, dass sie keinerlei Respekt und Einfühlungsvermögen für die Situation der Bewohnerin aufbringt. Am Beispiel wird deutlich, dass der Pflegerin die soziale Kompetenz für den Umgang mit hilfebedürftigen Menschen fehlt.

Die Ursachen gewalttätigen Verhaltens können so vielfältig sein, wie das Verhalten selbst.

■ Unzureichende Aus- und Weiterbildung

Immer haben Ursachen auch etwas mit fehlenden **Schlüsselqualifikationen** und unzureichender Vorbereitung auf den Pflegeberuf zu tun. Es bedarf professioneller Ausbildung für AltenpflegerInnen statt schneller Lösungen, die zum Teil angestrebt und verwirklicht werden. Opfer unzureichender Qualifikation sind die pflegebedürftigen alten Menschen oder die Pflegenden selbst.

Nach einer Definition von U. Klemens (1991, ☞ Literaturverzeichnis) bezeichnen **Schlüsselqualifikationen** theoretische, möglichst komplex ausgebildete Kompetenzen. Der Begriff umschreibt die allgemeine Fähigkeit, konkrete Handlungen situationsgerecht neu hervorzubringen oder angemessen zu variieren.

Schlüsselqualifikationen sind fachübergreifende Kompetenzen. Sie entwickeln sich aus dem Zusammenspiel sozialer, methodischer und Ich-bezogener Fähigkeiten und Fertigkeiten. Ziel der fachübergreifenden Kompetenzen ist es, eine möglichst hohe **Handlungskompetenz** zu entwickeln (Stabenau 1994, ☞ Literaturverzeichnis). Pflegende sollten im Laufe ihrer Ausbildung, aber auch durch Fort- und Weiterbildung solche Schlüsselqualifikationen erwerben und ausbauen.

3

Schlüsselqualifikationen für pflegerische Berufe	
Schlüsselqualifikation	Erklärung
Fachkompetenz	Diese entwickeln Mitarbeiter durch Ausbildung, Fort- und Weiterbildung. Pflegende verfügen so über berufliches Spezialwissen und -können. Fachkompetenzen müssen sich verändern und weiterentwickeln. Durch sie entsteht z. B. • Berufliche Selbstständigkeit • Übernahme von Verantwortung für Pflegebedürftige, für die eigene Arbeit, für das Team • Wahrnehmungsfähigkeit • Problemlösungsfähigkeit • Interesse an Fort- und Weiterbildung.
Fachübergreifende Kompetenzen	Diese entwickelt ein Mitarbeiter aus persönlichen Handlungspotentialen. Dazu gehört Spezialwissen und -können. Sie entwickeln sich aus verschiedenen Fähigkeiten:
z. B. Sozialkompetenz	Sie entwickelt sich aus Kommunikationsfähigkeit, Kooperationsfähigkeit, Teamfähigkeit, Konfliktfähigkeit, Durchsetzungsfähigkeit.
z. B. Methodenkompetenz	Sie entwickelt sich aus Umgang mit Information, beinhaltet Denk- und Urteilsfähigkeit, Erkennen von Zusammenhängen, vernetztem Denken, Kreativität, Entscheidungsfähigkeit, Problemlösungsfähigkeit, Reflexionsfähigkeit, Fähigkeit zum Lernen.
z. B. Ich-Kompetenz	Sie entwickelt sich durch die Fähigkeit, Identität zu entwicken, mit Selbstwert umzugehen, Durchhaltevermögen und Willensstärke, Motivationsmanagement, Bereitschaft zur Selbstpflege zu entwickeln.

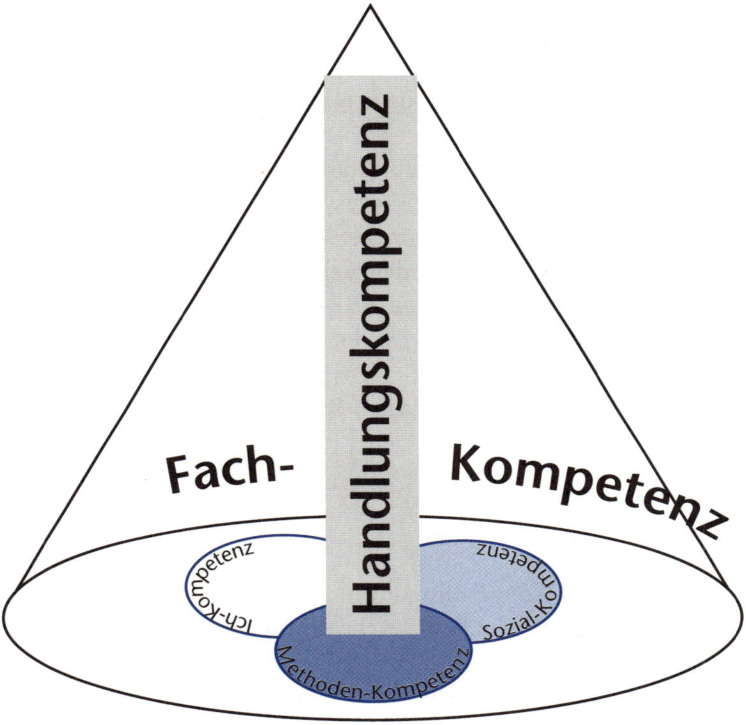

Handlungskompetenz

Fach- Kompetenz

Ich-Kompetenz

Sozial-Kompetenz

Methoden-Kompetenz

Abb. 5: Schlüsselqualifikationen. Aus: Leittext zu Schlüsselqualifikationen für Kommunikationsseminare von H. J. Stabenau, Siemens AG, Erlangen, 1994

▶ Pflegende müssen in erster Linie trainieren können, sich situationsgerecht professionell zu **verhalten.** Anders gesagt, es ist **nicht** ausreichend, **nur** Pflegewissen zu erwerben.

Entsprechend den wachsenden Anforderungen bemühen sich Ausbildungsstätten für Pflegende heute darum, neue Ausbildungsrichtlinien zu entwickeln, die dem Bedarf an Schlüsselqualifikationen gerecht werden. So beschreibt beispielsweise der einführende Text zum Curriculum der Arbeitsgemeinschaft Krankenpflegeri-

scher Orden Deutschlands (AKOD) Pflege nach folgenden Ausbil-
dungsschwerpunkten:

- Pflege ist Begegnung mit dem Nächsten und Anwaltschaft für
  ihn
- Pflege ist personaler Beziehungsprozess
- Pflege ist kommunikativer Prozess
- Plege ist professioneller Prozess
- Pflege beruht auf Fach- und Sozialkompetenz
- Pflege erfordert Kooperation aller Beteiligten
- Pflege bedarf der permanenten kritischen Reflexion und Weiter-
  entwicklung
- Pflege ist Dienstleistung am Menschen und an der Gesell-
  schaft.

■ Überforderung, Burnout

Nicht selten sind die Bedingungen für Pflege letzte Ursache für
Gewalt und Aggression in Pflegebeziehungen. Pflegende, die mit
hoher Motivation in ihrem Beruf tätig waren, fühlen sich überfordert, ausgenutzt oder missbraucht. Verantwortlich dafür sind Träger und Inhaber von Heimen, Vorgesetzte, die Druck ausüben, um
die Leistungen zu erhöhen ohne auf Qualität zu achten. In vielen
Fällen fühlen sich Pflegende an ihre „Schweigepflicht" gebunden
und fürchten ihre Entlassung, wenn sie Missstände offen ansprechen und aufdecken.

Fallbeispiel
*Nachtschwester Sonja berichtet: „Von 22.00 Uhr bis 5.00 Uhr tragen
wir stündlich ein, dass ein Rundgang durchgeführt wurde und dass
alles in Ordnung ist. Aber um tatsächlich jede Stunde zu gehen,
müssten wir an mehreren Orten gleichzeitig sein, zumindest in der
Zeit, in der wir mit dem Waschen voll beschäftigt sind, weil wir
mindestens ab 3.00 Uhr mit dem Waschen anfangen müssen, um alles
zu schaffen. Ein gründlich durchgeführter Rundgang dauert eine
Stunde. Das wissen die aber doch alles in der Leitung, doch keiner
will es wissen. Alle machen einfach so weiter."*

Es gibt ebenso Pflegende, die ihre Rechte und Pflichten nicht kennen, sich ausgeliefert fühlen und aus Angst um ihren Arbeitsplatz Aufgaben und Verantwortung übernehmen, denen sie nicht gewachsen sind. In solchen Situationen werden gutwillige Pflegekräfte leicht zu Tätern durch Pflegefehler, die ihnen häufig gar nicht bewusst sind.

Fallbeispiel

Frau Henkel hat einen zweiwöchigen Schwesternhelferinnen-Kurs besucht und ist daraufhin bei einem ambulanten Pflegedienst als Hilfskraft eingestellt worden. Sie wird beauftragt, den 75-jährigen Herrn Baier morgens zu waschen und anzuziehen und abends ins Bett bringen. Sie bekommt außerdem gesagt, dass Herr Baier Arteriosklerose und Herzrhythmusstörungen habe, bei Bedarf Schmerztabletten nehme und schlecht laufen könne. Frau Henkel erledigt ihre Aufgaben ein Vierteljahr lang ohne Probleme. Als sie eines morgens in die Wohnung kommt, klagt Herr Baier über starke Schmerzen im Bein, das kalt und blass ist. Frau Henkel gibt ihm zwei Schmerztabletten und bringt ihn nach dem Waschen wieder ins Bett. Weil er sehr unruhig ist, wickelt sie sein Bein zur Ruhigstellung an einer Schiene fest und macht die Bettgitter hoch, damit er nicht aus dem Bett fällt. Als sie nachmittags wieder kommt, sind die Schmerzen unerträglich geworden, und Herr Baier kann den Fuß nicht mehr bewegen. Der Notarzt diagnostiziert eine arterielle Embolie. Trotz einer Notoperation im Krankenhaus muss das Bein später amputiert werden.

Was ist passiert?

Herr Baier hatte im durchblutungsgestörten Bein einen akuten arteriellen Verschluss, den die unqualifizierte Helferin trotz der Hinweise auf starke Schmerzen und Blässe der Haut des Beines nicht erkennen konnte. Frau Henkel hat in unverantwortlicher Weise Verantwortung übertragen bekommen und diese auch übernommen, obwohl sie kaum über Fachkompetenz verfügt. In einer für sie unüberschaubaren Situation wendet sie zusätzlich freiheitseinschränkende Maßnahmen (Schiene, Bettgitter) an. Trotz guten Willens übt sie **unbewusst** gegenüber dem betroffenen alten Menschen in **lebensbedrohlicher** Form **Gewalt** an.

Auch zu **bewusst** gewalttätigen Handlungen kann es durch Überforderung oder Burnout kommen.

Pflegende brauchen deshalb in besonderer Weise **Möglichkeiten zur Reflexion** über ihre Arbeit. Das kann in regelmäßigen Fallbesprechungen oder Supervisionen erfolgen. Professionelle Fallbesprechungen bedürfen fachlicher Leitung und gehören nicht an den Frühstückstisch.

3

🦁 Tipps für die Praxis

Positiven Einfluss auf die Bedingungen der Pflege kann eine Unternehmensleitung nur haben, wenn sie **mitarbeiterorientiert** denkt und arbeitet. Dazu gehört u. a.:

▶ Selbst über Führungsqualität und Fachkompetenz zu verfügen
▶ Kommunikation als Erfolgsfaktor Nummer eins durchzusetzen
▶ Verbindliche Organisationsstrukturen zu schaffen
▶ Messbare Ziele zu formulieren
▶ Konkrete Leitbilder zu schaffen, die Mitarbeitern Orientierung geben und Visionen von Pflege vermitteln.

■ Soziale Bedingungen der Pflegenden

Nach der bereits erwähnten Schweizer Studie von Schneider und Sigg (☞ Literaturverzeichnis) gibt es **gewaltfördernde Aspekte** bei Pflegenden. Genannt werden in der Studie u. a.:

• mangelnde Arbeitszufriedenheit
• geringe Motivation
• viele Belastungen, Überforderung
• fehlende Kontakte außerhalb der Arbeit, Verhaftetsein mit dem Beruf
• Unzufriedenheit mit der eigenen Lebenssituation
• fehlende Zustimmung zur Arbeitsorganisation
• Erstarren in der Situation, geringes Interesse an Veränderung
• Gewalterfahrungen in Kindheit und Jugend.

Ebenso fördern Bedingungen, in denen Pflegende ungehindert Macht demonstrieren und ausüben können, Gewalt und Misshandlung. Anfällig für Machtmissbrauch, sind besonders Men-

3

schen, die Erfahrungen als Opfer haben und unreflektiert mit Gewalt in ihrem Leben umgehen.

Fallbeispiel
Eine Pflegeschülerin, die aus Kriegsgebieten zwischen Serbien und Kroatien nach Deutschland geflohen ist, erzählt im Unterricht beiläufig, dass sie genug Erfahrungen mit dem Tod habe, so dass ihr der Umgang damit im Altenheim keine Probleme mache. Auf Nachfrage der Pflegelehrerin zu diesen Erfahrungen, erzählt sie äußerlich unbeeindruckt vor der Klasse, dass sie viele Familienmitglieder im Krieg sterben sah und auch selbst auf andere geschossen habe.
Die Lehrerin bittet nach dem Unterricht um ein Gespräch mit ihr. Nach mehreren Gesprächen ergibt sich schließlich die Möglichkeit, der Schülerin professionelle therapeutische Unterstützung anzubieten, die sie auch annehmen kann.

Auch **familiäre Belastungen** von Pflegenden spielen häufig eine große Rolle, wenn es zu Misshandlungen alter Menschen kommt, z. B. wenn eine Mutter neben ihrem Beruf als Altenpflegerin ein oder mehrere behinderte Kinder zu Hause zu betreuen hat oder allein erziehend und mit dieser Situation überfordert ist. Aber nicht nur Belastungen in der eigenen Familie spielen eine Rolle. Zunehmend häufiger spiegeln sich Probleme der Herkunftsfamilie im Verhalten junger AltenpflegeschülerInnen wider, wie folgender Bericht zeigt.

Fallbeispiel
Der Schulleiter einer Altenpflegeschule berichtet: „Wir machen die Erfahrung, dass soziale Probleme der SchülerInnen immer mehr in den Vordergrund rücken. Ob sie tatsächlich zunehmen oder nur auffälliger sind, kann ich nicht beurteilen. Doch wir haben SchülerInnen, die tief in Schulden stecken, auch Prostitution. Manche wurden von alkoholkranken Eltern aus der Wohnung geworfen. Mitunter haben wir es aber auch mit ganz behüteten jungen Mädchen ohne jegliche Erfahrung im Umgang mit Menschen zu tun." Er nennt nur einige Beispiele. Die Schule hat u. a. begonnen, Kontakt zur betrieblichen Suchtberatung zu knüpfen und die Lehrer im Fach Psychologie angewiesen, auf aktuelle Probleme der SchülerInnen einzugehen.

Eine psychische Begleitung und Unterstützung der zukünftigen AltenpflegerInnen während ihrer Ausbildung ist wünschenswert. In ihrem eigenen Interesse und im Interesse der ihnen anvertrauten alten Menschen müssen sie lernen, immer wieder Abstand von Belastungen im häuslichen und beruflichen Umfeld zu suchen, um allen Anforderungen gerecht werden zu können (Hilfe zur Selbsthilfe).

■ Umgang mit moralischen Bedenken Pflegender

Nicht selten erleben Pflegende selbst ihre Tätigkeit als problematisch oder gewalttätig und befinden sich in einem Konflikt zwischen Anforderungen, Moralvorstellungen und Sichtweisen. Was sie als gewalttätig empfinden, sollen sie einem Pflegebedürftigen antun, weil es von anderen so gewollt oder angeordnet wurde, z. B.

- Das Eindringen in die Privatsphäre eines alten Menschen
- Halbwahrheiten erzählen, evtl. auch lügen
- Versprechen nicht einhalten
- Freiheiten eines alten Menschen beschneiden
- wenig respektvoller Umgang mit den Pflegebedürftigen
- Verletzungen der menschlichen Würde
- Unangemessene Machtausübung.

Mit all diesen moralischen Bedenken fühlen AltenpflegerInnen sich häufig allein gelassen, weil Instanzen wie die Heimaufsicht oder unabhängige Instutionen, die ihnen bei Problemen vor Ort unterstützend zur Seite stehen könnten, nicht immer in ausreichender oder effektiver Form arbeiten bzw. arbeiten können.

Fallbeispiel

„Jedes Mal, wenn Susanne gegen 22.00 Uhr Frau Wegener auf die Toilette begleitet, bittet diese sie um „ein Schnittchen" und sagt, sie hätte noch kein Abendessen bekommen. Susanne weiß, dass Frau Wegener es nur vergessen hat, dass sie ihr Abendbrot laut Heimordnung um 17.30 Uhr im Speisesaal eingenommen hat. Aber das Abendessen liegt fast fünf Stunden zurück und Frau Wegener hat

Hunger. Susanne würde ihr gern „ein Schnittchen" geben, doch die Küche ist zu und Pflegekräfte haben dort nichts zu hantieren. Sie dürfen nur bei ihren Kontrollgängen prüfen, ob „alles seine Ordung" hat. Susanne steckt Frau Wegener ein Stück Schokolade in den Mund, damit diese wieder einschlafen kann und hat ein sehr schlechtes Gewissen dabei." (anonymer Verfasser in der Zeitschrift Heilberufe 6/2000, ☞ Literaturverzeichnis)

Was passiert?
Die AltenpflegerIn kann aufgrund einer rigiden Heim- und Hygieneordnung einer Bewohnerin, die Hunger hat, kein Essen reichen, obwohl genug davon vorhanden ist. Sie hat die Wahl,

- das Bedürfnis der Frau zu überhören (Missachtung von Bedürfnissen)
- gegen die Heim- und Hygieneordnung zu verstoßen und sich Zugang zur Küche zu verschaffen (Missachtung von Vorschriften)
- einen unbefriedigenden Kompromiss zu finden.

In jedem Fall fühlt sich die Altenpflegerin unzufrieden, weil die Forderungen der Heimordnung ihren Vorstellungen vom Umgang mit alten Menschen widersprechen. Eine befriedigende Lösung ist nur möglich, wenn

- Leitung und Mitarbeiter **gleiche Ziele** im Sinne einer bedürfnisorientierten Pflege verfolgen und eine offen Atmosphäre gegenseitiger Anerkennung herrscht
- Mitarbeiter **gemeinsam vorgehen,** um sich offen und mit eigenen Ideen einer Diskussion stellen
- Pflegekräfte und Heimleitung nach einer Möglichkeit für **gemeinsame Gespräche** suchen, z. B. in regelmäßig stattfindenden Konferenzen.

Es kommt ebenso vor, dass Angehörige Forderungen haben an Pflegehandlungen, die von AltenpflegerInnen als gewalttätig gegenüber dem von ihnen betreuten alten Menschen empfunden werden. Auch können die Anordnungen von Ärzten im Widerspruch zu dem stehen, was Pflegende für gewaltfrei und moralisch halten.

Hier helfen nur Austausch, Gespräch und Kompromissbereitschaft auf allen Seiten.

Fallbeispiel
Frau Arndt ist 87 Jahre alt und lebt seit einem halben Jahr im Altenheim. Vor 6 Wochen begann sie, immer weniger zu essen, bis sie die Nahrung ganz verweigerte. Zur Tochter, die gelegentlich zu Besuch kommt, sagt sie, dass sie nicht mehr leben möchte. Von ihr nimmt Frau Arndt ein wenig Essen an, von den Pflegenden jedoch nicht. Sie dreht den Kopf weg und falls es den Pflegenden gelingt, etwas Nahrung in den Mund zu schieben, spuckt Frau Arndt alles sofort wieder aus. Ihr Zustand verschlechtert sich von Tag zu Tag. Das Pflegeteam will sie zur oralen Nahrungsaufnahme bewegen, gleichzeitig aber ihre Entscheidung akzeptieren. Der behandelnde Arzt ist überzeugt, dass Frau Arndt eine Ernährungssonde, eine PEG (Perkutane Endoskopisch kontrollierte Gastrostomie) benötigt.

Was passiert?
Frau Arndt nimmt kein Essen zu sich und signalisiert deutlich, dass sie nicht essen will. Die Pflegenden reichen ihr dennoch Essen gegen ihren Willen, da sie im Essen ein menschliches Grundbedürfnis sehen, dem sie gerecht werden wollen. Der Arzt „droht" mit einer PEG, falls die Frau weiterhin nicht isst. Die Pflegenden erfahren die Diskrepanz zwischen ihrer moralischen Einstellung und der tatsächlichen Situation.

Die Pflegenden haben die Wahl:

- Frau Arndt mit Zwang zu ernähren
- Eine künstliche Ernährung zu veranlassen
- Den Willen von Frau Arndt zu akzeptieren.

Einen Königsweg zur Lösung des Konfliktes gibt es nicht. Um zu einer für alle Seiten befriedigenden Lösung zu kommen, sollte(n)

- der Standpunkt von Frau Arndt berücksichtigt werden
- nachvollziehbare und nicht einseitige Argumente im Team gesammelt und diskutiert werden
- die Angehörigen in die Diskussion einbezogen werden.

Tipps für die Praxis

▶ Konflikte, die entstehen, weil unterschiedliche Moralvorstellungen darüber existieren, was Gewalt ist, können nur gemeinsam mit allen Beteiligten gelöst werden und sollten immer auch die Wünsche des Betroffenen berücksichtigen.

▶ Viele Menschen hinterlegen für einen Fall, in dem sie ihren Wunsch nicht mehr klar äußern können, eine notariell beglaubigte Patientenverfügung.

3

4

Früherkennung von Gewalt

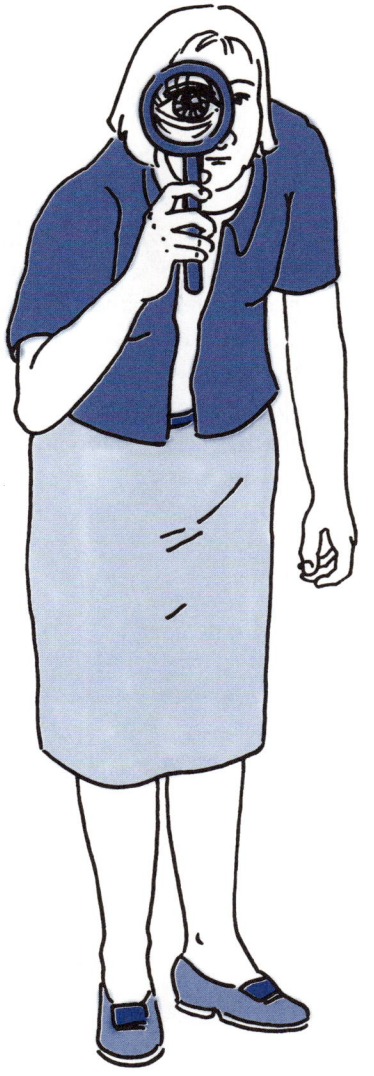

4.1 Risikofaktoren

4.1.1 Gesellschaft und Gewalt

Gesellschaftliche Faktoren, die Gewalt gegen alte Menschen begünstigen, sind

- benachteiligende, soziokulturelle und ökonomische Rahmenbedingungen und
- negative gesellschaftliche Einstellungen gegenüber alten Menschen.

So fällt z. B. die gesellschaftliche Achtung bzw. Missachtung alter Menschen in verschiedenen Ländern bereits dadurch auf, wie Jugendliche sich ihnen gegenüber in der Öffentlichkeit verhalten. Wer in einem öffentlichen Verkehrsmitteln seinen Sitzplatz gegenüber alten Menschen hartnäckig verteidigt, macht deutlich, wie wenig Wertschätzung er dem Alter gegenüber empfindet.

Misshandlungsfördernde gesellschaftliche Faktoren nennt Eastman 1985 (☞ Literaturverzeichnis) außerdem:

- Schlechte Wohnverhältnisse
- Opfererfahrung
- Arbeitslosigkeit
- Wenig Unterstützung durch die Gemeinde.

Gelles (1993 ☞ Literaturverzeichnis) stellt fest, dass Gewalt nicht nur durch Belastungen, Konflikte und psychopathologische Merkmale hervorgebracht werden kann. Diese stehen in einem Wechselwirkungsprozess mit biografischen, sozialisationsbedingten, momentanen sozialen, gesellschaftlichen und Umweltaspekten.

4.1.2 Risikofaktoren in der Familie

Bei Gewalt **innerhalb der Familie** gibt es zwei Erklärungsansätze:

- Misshandlung ist die Fortführung eines bereits durch Gewalt gekennzeichneten Kommunikationsstils
- Rache für früher erlittene Demütigungen angesichts der Umkehrung der Macht und Abhängigkeitsverhältnisse.

Ein bedeutender Aspekt von Gewalt in der Familie ist der der **Gewalt gegen Frauen.** Häufig wird Gewalt von Ehe- und Lebenspartnern ausgeübt. Es handelt sich in diesem Fall nicht selten um die Fortsetzung eines bereits früher aufgetretenen Verhaltens- und Beziehungsmusters, das im Alter nicht einfach abreißt.

4

Risikofaktoren innerhalb der Familie sind:

- ungelöste Konflikte zwischen Opfer und pflegendem Familienmitglied
- wechselnde Gefühle zwischen Macht und Machtlosigkeit auf beiden Seiten
- unzureichend vorhandene Hilferessourcen, z. B. fehlende Hilfsmittel, Hilfe und Beratung durch Pflegedienste
- unzureichende Wohnverhältnisse, die Möglichkeiten zur Wohnraumanpassung an Pflegebedingungen ausschließen
- familiär auftretende psychische Erkrankungen
- erhöhte Abhängigkeit in einer Pflegebeziehung, z. B. wenn der Pflegebedürftige isoliert ist und keine weiteren Bezugspersonen hat
- mehrere Pflegebedürftige in einer Familie, z. B. beide Elternteile oder Kleinkinder
- Missbrauchserfahrungen in der Familie
- fehlende Gefühle für familiäre Normen und Werte
- finanzielle Probleme
- Suchtproblematik in der Familie
- Pflegender Angehöriger empfindet diese Aufgabe als unzumutbare Belastung
- Pflegender Angehöriger ist nicht vorbereitet und qualifiziert für die Aufgabe

- Pflegebedürftiger ist verwirrt oder verhält sich unsozial
- Pflegebedürftiger ist verhaftet in seinen Beschwerden und nur auf sich konzentriert.

4.1.3 Risikofaktoren in professionellen Pflegebeziehungen

Risikofaktoren, die unbewusst oder auch bewusst Gewalt und Misshandlung begünstigen sind:

- fehlende oder nicht ausreichende Vorbereitung auf die Aufgabe durch Ausbildung, Weiterbildung, aktuelle Information sowie daraus resultierende Hilflosigkeit
- unzureichende Sozialkompetenz (☞ Tabelle im Kap. 3.4), insbesondere ist die Kommunikationsfähigkeit und Konfliktfähigkeit nicht genügend ausgeprägt, um in kritischen Situationen fachkompetent zu reagieren
- geringe Ich-Kompetenz (☞ Tabelle im Kap. 3.4) und fehlende Motivation; Pflegende überschätzen ihre Kompetenzen und Fähigkeiten, überfordern sich, können mit Belastungen nicht angemessen umgehen, die Fähigkeit zur Selbstpflege fehlt (z. B. Schlafmangel)
- persönliche Konflikte, Mehrfachbelastungen („Zweitjob") beeinträchtigen die Tätigkeit
- unzureichende Möglichkeiten zur regelmäßigen Reflexion des eigenen Verhaltens durch Fachberatung
- große Pflegeeinrichtungen, die unüberschaubar und anonym sind und Möglichkeiten zur ungehinderten Machtausübung bieten
- Gefühle von Macht und Machtverlust bei Pflegenden
- rigide Heimordnung und hierarchische Strukturen
- oberflächlicher Umgang mit Sorgfalts- und Aufsichtspflichten durch Vorgesetzte, unüberschaubare Heimorganisation
- geringe Rückmeldechancen für Pflegebedürftige, z. B. keine Möglichkeit zum Feedback an die Pflegeleitung, fehlende Pflegevistien, nicht funktionierender Heimbeirat
- geistige Starrheit, Beziehungsverarmung.

4.1.4 Wer ist besonders gefährdet?

Bei genauem Hinsehen lassen sich Anhaltspunkte dafür finden, dass es Gruppen von alten Menschen gibt, bei denen Misshandlungen besonders häufig auftreten. Dazu gehören Menschen, die **wehrlos** sind oder sich nur schwer zur Wehr setzen können. Das können beispielsweise Pflegebedürftige sein, die

- **geistig behindert** sind
- **verwirrt** sind.

Auch **Missbildungen** sind ein Merkmal für besondere Gefährdungen, besonders wenn diese über einen langen Zeitraum hin das Selbstwertgefühl eines Menschen geschwächt haben.

Fallbeispiel
Frau Kant leidet seit ihrer Kindheit an einer Wirbelsäulenverkrümmung, was zu einem „Buckel" geführt hat. Durch die Verkrümmung wirkt sie zusätzlich klein und kann wenig geradeaus sehen. Als Kind ist sie viel gehänselt worden, deshalb hat sie sich ein kratzbürstiges und wenig liebenswertes Verhalten angewöhnt. Im Altenheim war sie schnell als „alte Hexe" auch bei den Pflegenden verschrien, weil sie kontaktscheu und wenig redselig war. Als sie wegen zunehmender Sehstörungen häufig hilflos im Wege steht, wird sie von Bewohnern öfter unauffällig angerempelt und Pflegende übersehen auch mal ihre Unsicherheit und ihren Bedarf an stützender Hilfe.

Gefährdet für Gewaltanwendung scheinen insbesondere auch solche Menschen zu sein, die wie Frau Kant auf Grund ihres erlernten Verhaltens oder ihrer Behinderungen **unbeliebt** sind.

Fallbeispiel
Herr Belger stottert und wird deshalb von anderen Mitbewohnern wenig ernst genommen. Einige machen sich gern lustig über seine Behinderung. Die Pflegenden ergreifen nicht Partei für Herrn Belger. Ein Opfer ist gefunden, an dem die Mitbewohner ihren Unmut auslassen können, wenn sie aggressiv sind, das „entlastet" die Pflegenden offenbar. Weil sich Herr Belger schwer verständlich machen

kann und auch mit seinem Rollator beim Gehen unsicher ist, wurde er bisher bei Aktivitäten außerhalb des Heimes nicht gern mitgenommen und schon mehrfach „vergessen".

Auch Menschen, die wenig Kontakt aufnehmen, weil sie **nicht wach** oder nicht in der Lage zur Kommunikation sind, sind eher „unbeliebt" und gehören zu den besonders gefährdeten Pflegebedürftigen. Sie können bewusstlos oder in ihrer Wahrnehmung eingeschränkt sein durch **Bewusstseinsstörungen** wie Benommenheit, Durchblutungsstörungen des Gehirns oder aus anderen Gründen. Hinzu kommt, dass diese Menschen häufig unkontrolliert reagieren und **unruhig** sind. Beispielsweise wird ein bewusstseinseingeschränkter, unruhiger Bewohner, der mit den Armen gestikuliert und sich festhalten will, leichter grob angefasst und unsanft bewegt, wenn Pflegende sich unbeobachtet fühlen, als ein Mensch, der eine Misshandlung bewusst wahrnimmt, sich wehren und später darüber sprechen kann.

Schwierige Pflegebedingungen erhöhen ebenfalls die Gefährdung für Misshandlungen. Solche Bedingungen können sich aus einem Krankheitsbild oder allein durch das Übergewicht eines pflegebedürftigen Menschen ergeben.

Fallbeispiel

Pfleger Karsten ist wütend. Frau Rust möchte auf den Toilettenstuhl, aber bei ihrem Übergewicht ist es ihm zu viel, sie aus dem Bett zu holen. Eine zweite Pflegekraft mag er nicht rufen. Unsanft schiebt er ihr deshalb das Steckbecken unter, wobei die Frau jammert, weil der Beckenrand ihr in die Haut kneift. Doch Karsten meint: „Das geht auch so." Als er sie später vom Becken nehmen will, ist das Laken nass und Frau Rust hat am Rücken eine aufgescheuerte Hautstelle. Der Pfleger sagt nichts, zieht das Becken mühsam hervor und lässt Frau Rust so liegen. Als sie fragt, warum es so feucht sei, sagt er: „Das können wir heute Abend beim Betten trocken machen."

Krankheitsbilder, die eine besonderen Gefährdung für mangelnde Zuwendung und auch für Misshandlungen darstellen, sind solche, bei denen Pflegehandlungen **Ekel** hervorrufen können und deshalb verzögert oder vermieden werden. Dies kann den Wechsel des Beutels zur Versorgung eines Anus praeter genau so betreffen wie die Reinigung nach Inkontinenz, den Verband einer geruchsbelästigenden septischen Wunde, das Absaugen von Trachealschleim.

Auch Menschen, die ständig kränkeln, immer neue Probleme machen und wenig zufrieden sind, sind gefährdet für Misshandlungen durch Personen, die sie pflegen.

Verwahrlosung wird auch von Pflegenden häufig als selbstverschuldetes, aggressives Verhalten alter Menschen angesehen, das **Antipathien** auf beiden Seiten auslöst und nicht selten mit Missachtung oder auch Misshandlung „bestraft" wird. Oft werden solche Menschen von vornherein geduzt und nicht als Erwachsene wahrgenommen und behandelt.

Wenn Menschen **kontaktarm** sind und sich schnell aus Gemeinschaften zurückziehen, kann das leicht als persönliche Ablehnung empfunden werden und unprofessionelles, gewalttätiges Verhalten auslösen. Es wird ebenso registriert, dass auch Menschen, die zurückgezogen ohne Kontakt zu Angehörigen leben, öfter gewalttätigem Verhalten ausgesetzt sind.

Tipps für die Praxis

▶ AltenpflegerInnen werden im Rahmen ihrer Ausbildung im Umgang mit belastenden Situationen und insbesondere im Umgang mit ihren Gefühlen geschult, doch auch hier ist regelmäßige Reflexion der eigenen Wahrnehmung und des eigenen Verhaltens nötig, um gewaltfördernde Gefahrenpotentiale möglichst auszuschließen.

4.2 Hinweise auf Gewalt

Oft kommen Hinweise, darauf, dass in einer Familie „etwas nicht gut läuft", von **Kindern oder Nachbarn** der Familie. So wird darüber geredet, dass der Pflegebedürftige

- lange gerufen habe
- stundenlang allein gelassen werde

- stark abgeschirmt werde, Besuche schwer möglich seien
- Die Familie sich von anderen isoliert.

 Tipps für die Praxis

▶ Erste Hinweise auf Gefährdung oder Misshandlung eines alten Menschen innerhalb der Familie können bereits aus Bemerkungen in der Umgebung eines Betroffenen wahrgenommen werden.

Dem **Hausarzt** oder auch **Pflegenden** fällt auf, dass

- pflegerische und medizinische Hilfe nur mangelhaft in Anspruch genommen wird
- gehäuft Verletzungen auftreten, deren Ursache umständlich und übereifrig, teilweise auch unglaubhaft erklärt und beteuert werden
- der Arzt bei Erkrankungen oder Verletzungen verspätet hinzugezogen wird
- Mehrfachverletzungen und mehrfache Verletzungszeitpunkte vorliegen, für die es keine eindeutigen Erklärungen gibt
- Angehörige angemessene Pflege und Unterstützung und weitere Untersuchungen ablehnen
- Angehörige sich als perfekte Pflegende darstellen, obwohl ein Widerspruch im Ernährungs- und Pflegezustand des Betroffenen deutlich ist
- Angehörige bereits häufig den Pflegedienst oder Hausarzt gewechselt haben.

Fallbeispiel

Herr Kiese wird seit einem halben Jahr in der Familie seiner Tochter gepflegt. Er ist herzkrank und bettlägerig. Als der Pflegedienst zur wöchentlichen angeordneten i.m. Injektion kommt, hat Herr Kiese an beiden Armen und Beinen grüne, gelbe und blaue Flecke. Die Tochter erklärt wortreich, ohne gefragt worden zu sein, ihr Vater sei beim gestrigen Baden, für das sie so viel Mühe aufwende, ausgerutscht und habe sich gestoßen. Die Hämatome sind nach Einschätzung des Pflegedienstes jedoch keineswegs zeitgleich entstanden. Nachdem der Pfleger auch von Herrn Kiese keine befriedigende Auskunft bekommen hat, informiert der Pfleger den Hausarzt, macht eine Notiz in der Pflegedokumentation und informiert seine KollegInnen über seine Beobachtung mit dem Ziel, auf weitere Hinweise zu achten und einzuschreiten.

Selten sind alte Menschen als Opfer familiärer Gewalt in der Lage, offen auf Ihre Situation aufmerksam zu machen. Doch Hinweise eines Betroffenen können professionelle AltenpflegerInnen, die mit wachen Sinnen arbeiten, an ihrem Verhalten deutlich erkennen (☞ 4.4).

Außerdem sollten Pflegende wissen, dass bei vielen misshandelten Menschen **Symptome der Haut** vorliegen in Form von

- Hämatomen (so genannte Griffmarken als Abdruck von Fingern bei unsanftem Zufassen oder Kneifen)
- Striemen
- Abschürfungen
- Narben
- Verbrennungen, Verbrühungen
- Austrocknung und ungepflegter Zustand der Haut, verfilzte Haare.

Folgende **Lokalisationen** sind bei Verletzungen verdächtig:

- Gesicht, Wangen und um den Mund herum
- Brustbereich
- Bauch
- Gesäß
- Oberschenkel.

4.3 Grenzen wahrnehmen

Um Übergänge von Normalität zu Gewalt und Aggression zu erkennen, sind Nuancen in der Tonlage oder im Tonfall, kleine Handbewegungen, Körperhaltungen, Verhaltensweisen, Unterlassungen wahrzunehmen, die eine Situation umschlagen oder eskalieren lassen. Manch einer kann durch Lachen eine kritische Situation entspannen. Dies kann mentalitäts-, situations-, tagesform-, oder stimmungsabhängig sein. Nicht jeder empfindet und erlebt eine Situation gleich. Auch dies ist von seinen Erfahrungen und obigen Faktoren abhängig.

Der Übergang von Normalität zu Gewalt kann auch in den ritualisierten und unreflektierten Routinehandlungen bestehen.

- Pflege braucht einen Schutzraum und ein Klima in dem sich beide, Pflegebedürftiger und Pflegender akzeptiert und auch wohl fühlen.
- Gewalt setzt ein, wenn Rituale der täglichen Pflege gegen den Wunsch der Pflegebedürftigen durchgesetzt wird.

Fallbeispiel

„Frau S., geboren in Siebenbürgen (Rumänien), 90 Jahre alt, lebt im Haus ihrer 65-jährigen allein stehenden Tochter. Der Tochter ist eine Brust amputiert worden, sie hat schon mehrere Verwandte bis zum Tode zu Hause gepflegt. Während der Pflege redet die Tochter ununterbrochen mit dem Pflegedienst. Sie wirkt ruhelos. Die alte Dame spricht wenig. Ihr starker Dialekt wird zudem nur von der Tochter verstanden. Nur „ja" und „nein" sind deutlich zu verstehen. Frau S. liegt seit Jahren im Pflegebett, ihre Gelenke sind steif. Sie ist es nicht mehr gewöhnt, sich selbst zu bewegen. Die Pflege wird dem Pflegedienst von der Tochter vorgeschrieben. Mit lauter Stimme und kräftigem Rütteln weckt sie morgens ihre Mutter. Mit kräftigem Schwung holt sie die Mutter gemeinsam mit einem Helfer auf die Bettkante, dann auf den Toilettenstuhl, Gesicht und Hände werden gewaschen. Mit nacktem Gesäß auf dem Toilettenstuhl geht es zum üppigen Frühstück, das vom Pflegedienst verabreicht werden muss. Wenn Frau S. eindeutig ,nein` sagt, kommt die Tochter und schiebt Essen in den Mund nach, bis die Mutter schluckt." (Uwe Söhnchen in Heilberufe ambulant 4/2000 Heft 1).

Folgende Punkte wurden im Fallbeispiel von den Pflegenden als Gewalt empfunden:

- die Art des Weckens
- das Bewegen von Frau S.
- das Sitzen auf dem Toilettenstuhl während des Essens
- das „Hineinzwingen" vorbestimmter Mengen von Nahrung und Flüssigkeit
- das Übergehen eindeutiger Aussagen der alten Dame.

Folgende Vorschläge erarbeitete das Pflegepersonal und formulierte sie gegenüber der Tochter:

„Durch Kontinuität und Zuverlässigkeit wollen wir Ihnen Gelegenheit zum „Luftholen" geben. Mit der pflegebedürftigen alten Dame wollen wir einen Ablauf üben, der klar und nachvollziehbar für sie ist:

- Anklopfen, Begrüßung, Kopfende des Bettes hochstellen
- Mit dem Waschen der Hände beginnen
- In gleicher Augenhöhe pflegen
- Auf den Toilettenstuhl mit Unterstützung „rüberrutschen" lassen
- Angezogen frühstücken lassen
- Essen und Trinken häufig anbieten."

Es ist nicht einfach, die **Übergänge von Normalität zu Gewalt** klar zu erkennen. Um zu zeigen, wovon die Rede ist, werden einige Klagen von Pflegebedürftigen aufgelistet, wann sie das Gefühl haben, Gewalt ausgesetzt zu sein:

Wenn man
- das Gefühl vermittelt bekommt, zu stören oder nichts zu verstehen
- das Gefühl vermittelt bekommt, überflüssig und nur geduldet zu sein
- das Gefühl hat, ausgenutzt zu werden
- das Gefühl vermittelt bekommt, andere auszunutzen
- keine Wahl hat
- nichts selbst machen darf
- nichts richtig macht
- respektlos behandelt wird
- ignoriert wird
- nicht gehört wird, es wird nicht zugehört.

4.4 Gewaltanzeichen erkennen

■ Das große Schweigen

Es ist wichtig, das Beziehungsgeflecht zu verstehen, in dem ein Mensch zum misshandelten Menschen wird. **Auffälliges** oder besonders **unauffälliges** Verhalten sind Folgen eines Geschehens, das ein Betroffener anders nicht deutlich machen kann. Wenn es gelingt, mit Menschen ins Gespräch zu kommen, die Gewalt ausgesetzt waren oder sind, werden diese nur in Ausnahmenfällen von ihrer Gewalterfahrung freimütig erzählen. Ursachen für das **Verschweigen** sind häufig:

- Schamgefühle und Peinlichkeit („Wir sind eine heile Familie, darüber spricht man nicht")
- Schuldgefühle („Ich bin selbst schuld, dass mir das passiert.", „Das ist eine Strafe Gottes ...")
- Gefühl, ausgeliefert zu sein („Wenn ich was sage, wird es nur schlimmer.")
- Angst, nicht verstanden zu werden
- Selbst nicht zu verstehen, was geschieht, z. B. bei Demenz.

■ Anzeichen beobachten

Wenn die Würde einen Menschen verletzt wird, ändern sich bei Pflegebedürftigen und Pflegenden beispielsweise

- **Umgangston:** Missachtung von Wünschen und Äußerungen auf der einen, „kleinlautes Beigeben" auf der anderen Seite
- **Wortwahl:** Machtausübung mit Worten auf der einen, Unterwürfigkeit auf der anderen Seite
- **Gestik und Mimik:** Grobheit und hektische Verrichtungen auf der einen, verängstigte und eingeschüchterte Reaktionen auf der anderen Seite.

Am **Verhalten** der Beteiligten in bedrohlichen und pozentiell gefährlichen Situationen (☞ 5.1.3) wird für eine geschulte Wahrnehmung erkennbar, ob Pflegende und Pflegebedürftige angemessen reagieren, z. B. ob Pflegebedürftige in für sie bedrohlichen Situationen, in denen sie sich unsicher fühlen, Hilfe suchen und annehmen oder sich verkriechen und unterwürfig reagieren oder ob Pflegende Macht ausüben, wenn die Situation es ihnen erlaubt und Menschen in besonderer Weise verletzbar sind.

 Wer aufmerksam beobachtet, nimmt bereits im Umfeld Betroffener eine angespannte Atmosphäre oder Störungen wahr, die gewaltauslösend sein können oder auf Gewalt hinweisen.

4

Fallbeispiel
Frau Geller verschüttet wegen ihres parkinsonbedingten Zitterns beim Abendessen das Getränk, weil die Tasse randvoll ist. Die Altenpflegerin nimmt ihr die Tasse weg und sagt: „Wenn Sie doch bloß alles daneben kleckern, brauchen sie ja wohl nichts mehr!". Frau Gellert sagt nichts.

Auch wenn Angehörige, die ein Familienmitglied pflegen, sich gegenüber anderen ausführlich über den Pflegebedürftigen **beklagen**, sollte dies aufmerksam machen. Das Verhalten deutet zumindest auf **Überforderung des Pflegenden** hin, was wiederum Auslöser für Gewalt sein kann.

Fallbeispiel
Herr Bauer erzählt der Pflegehelferin, die zum Waschen seiner Frau kommt: „Sie macht sich ja ständig steif, hilft nicht ein bisschen mit beim Bewegen. Und so tollpatschig ist sie, dauernd kippt sie die Tasse um. Ja, ins Bett hat sie gestern auch schon wieder gemacht, dabei hatte ich gerade alles bezogen. Immer muss ich für sie rennen."

Nicht selten verstecken pflegende Angehörige, aber auch professionell Pflegende hinter derartigen Vorwürfen die **Rechtfertigung von Misshandlung**. Die Pflegebedürftigen bekommen gewissermassen eine „Mitschuld" an dem, was ihnen widerfährt.
Wenn auch Pflegende äußern, sie könnten verstehen, warum gerade gegenüber einem bestimmten Menschen Gewalt ausgeübt wur-

de, dann macht dies deutlich, dass dem Betroffenen eine **Mitschuld an der Misshandlung** gegeben wird. Dies macht eine gefährliche, menschenverachtende Sichtweise deutlich, die unter dem Motto steht, „der hat es ja nicht anders verdient".

Selbst wenn es so ist, dass pflegebedürftige alte Menschen durch **provokatives Verhalten** Misshandlungen auslösen, macht dies nur die Kette deutlich, wie Misshandlung entsteht und darf keinesfalls dazu verleiten, sie rechtfertigend „zu verstehen".

4

■ *Deutliche Zeichen*

Körperliche Verletzungen sind oft letzter und eindeutiger Hinweis für Misshandlungen. Sie finden sich besonders am Kopf, den Gliedmaßen und am Gesäß. Zumindest wenn Verletzungen mehrfach sichtbar sind oder häufiger auftauchen und Hämatome unterschiedlich gefärbt sind (mehrfache Verletzungszeitpunkte), ist die Rechtfertigung durch einen Unfall kaum glaubhaft. In diesem Rahmen ist auch der Dekubitus als Folge fehlender Lagewechsel zu nennen. Auch blaue Flecke am Körper entstehen weniger durch Stoßverletzungen als durch subtiles Kneifen und harte Zugriffe vorwiegend an den Armen. Rote Flecke oder Blasen auf der Haut weisen nicht nur auf Druckstellen hin, sondern können auch Zeichen von Verbrennungen oder Verbrühungen sein. Oft wird lediglich durch einen Hinweis auf Schmerzen beim Bewegen deutlich, dass Misshandlungen die Ursache von Schmerzen gewesen sein könnten.

Vernachlässigung fällt häufig sehr spät auf, wenn ein pflegebedürftiger alter Mensch sich nicht zur Wehr setzen kann. An diese sehr subtile Form von Misshandlung sollten Pflegende denken, wenn pflegebedürftige alte Menschen wenig gepflegt an Haaren, Haut und Kleidung wirken und auch das Wohnumfeld einen unsauberen, unaufgeräumten Eindruck macht. Hier sind besonders AltenpflegerInnen im ambulanten Dienst gefordert, mit wachen

Sinnen zu registrieren, was ihnen im Rahmen der Krankenbeobachtung auffällt. Sie haben z. B. gelernt, bestimmte Hautveränderungen als Hinweis auf Austrocknung und zu geringe Flüssigkeitszufuhr zu deuten oder zu beobachten, ob die Mundpflege ausreichend erfolgte, um Gefahren zu verhüten.

Psychische Verletzungen: **Misshandlungen hinterlassen „Spuren in der Seele" eines Menschen. Wer misshandelt wurde und sich anders nicht äußern kann, äußert dies durch sein Verhalten. Folgende Verhaltensweisen aus „Kindesmisshandlung" (Kinderschutz-Zentrum Berlin 1984) können zum Teil auch auf das Verhalten alter Menschen in ähnlichen Situationen übertragen werden:**

4

- „Überraschende Anhänglichkeit gegenüber der misshandelnden Person als versteckte Hoffnung auf Zuwendung
- Unterwürfigkeit, Widerspruch wird nicht geäußert, „ungewöhnliche Folgsamkeit"
- Verängstigtes zurückgezogenes Verhalten
- Schwierigkeiten, eigene Bedürfnisse auszudrücken
- Unterdrücken eigener Gefühlsregungen
- Starre Aufmerksamkeit, ängstliches Beobachten der Reaktionen anderer
- Gleichgültige, passive Haltung gegenüber medizinischen Maßnahmen
- Kontaktarmut, sich nicht auf gegenseitige Beziehungen einlassen können
- Als Schutz vor erneuter Verletzung können sogar feindliche Gefühle gegenüber freundlichen Helfern deutlich werden
- Rückzugsverhalten, passives, beobachtendes Verhalten."

5 Was tun?

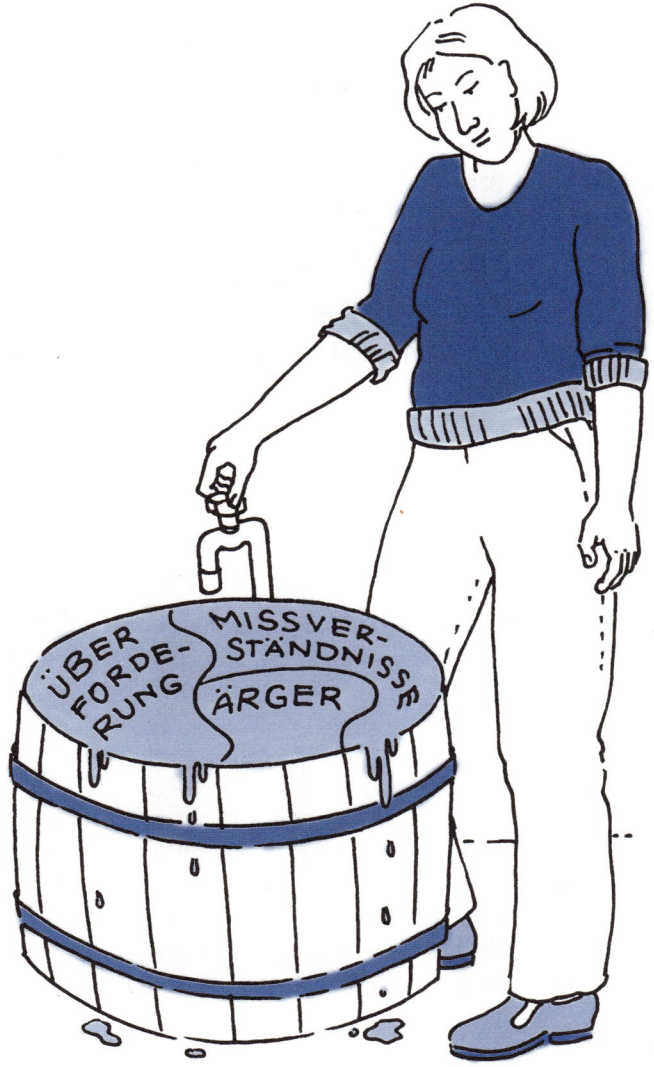

Die Frage „Was tun?" darf weder in der Gesellschaft noch bei jedem Einzelnen, der mit dem Thema Gewalt konfrontiert wird, in einem Schulterzucken mit Gefühlen der Resignation enden. Wegsehen, Resignation oder auch nur „sich nicht zuständig fühlen" sind die gefährlichsten Nährböden, auf denen Gewalt ungehindert gedeihen kann. Wer nach dem Motto „Bloß nicht einmischen!" wegschaut wird zumindest moralisch mitschuldig. Es gibt für jeden Einzelfall von Gewaltanwendung und Aggressionsverhalten nur eine mögliche Antwort bei Betroffenen, direkt oder indirekt Beteiligten sowie für Beobachter. Die Antwort kann in jedem Fall und für jeden Beteiligten nur lauten: **„Was tun!"**

 Nicht wegschauen, nicht zurückziehen – gemeinsames Handeln ist der richtige Weg.

5

5.1 Prävention – Gewalt vorbeugen

Gewalt vorbeugen bedeutet, Pflegende vor Gewalt zu schützen und gleichermaßen gilt es, pflegebedürftige alte Menschen vor Gewalt zu bewahren. Prävention schließt deshalb ein, Gefahren und deren Ursachen zu kennen.

5.1.1 Bedrohliche Situationen vermeiden

Im Fall von Pflegebeziehungen kann Gewaltprävention bedeuten, Situationen zu kennen, die für pflegebedürftige alte Menschen so bedrohlich werden können, dass sie aggressiv reagieren. Gewaltauslösende, **bedrohliche Situationen** (☞ auch 1.2.3) sind für alte Menschen beispielsweise solche, in denen sie sich

- nicht verstanden fühlen
- bedrängt fühlen
- nicht verstehen (inhaltlich oder weil sie schwer hören)
- sich angegriffen fühlen

- sich missachtet fühlen
- sich überfordert fühlen
- mit der Gesamtsituation nicht klar kommen.

Es sind für sie **stressauslösende Situationen**, in denen sie „gestresst", also nicht mit normalem Verhalten reagieren. Altenpfleger-Innen übernehmen demnach eine wichtige, präventive, gewaltreduzierende Funktion, indem sie Stress, d. h. bedrohliche Situationen für alte Menschen reduzieren oder vermeiden.

■ **Stress vermeiden**

Fallbeispiel

Frau Haller gerät jedes Mal in helle Aufregung, wenn sie zu einer Aktivität außerhalb des Altenheimes mitgenommen werden soll. Als Pfleger Sören zu ihr ins Zimmer kommt und sagt: „Wir wollen gleich losfahren in den Tierpark, machen sie sich mal startklar, ich hole sie gleich ab.", ist sie völlig aus dem Häuschen. Sie hatte den Termin vergessen und ist noch nicht umgezogen, die Handtasche ist nicht gepackt. Sie weiß nicht, wie lange sie unterwegs sein wird und wie das Wetter ist (d.h. was sie anziehen und mitnehmen soll), weiß nicht, ob sie ihren Rollstuhl mitnehmen kann oder nur der Rollator möglich ist. Sie hat ihr zweites Frühstück noch nicht gegessen, das sie als Zuckerkranke braucht, sie will schnell noch zur Toilette, findet ihre Inkontinenzhöschen aber nicht. Als sie auf der Toilette einer anderen Bewohnerin begegnet, die ihr im Wege steht, schiebt sie die so unsanft zur Seite, dass diese fällt.

Die Pflegenden kennen Frau Haller und wissen eigentlich, dass sie Informationen schnell vergisst und Zeit braucht, um in Ruhe ihren Rhythmus zu finden. Viele Möglichkeiten hätte es gegeben, Stress für Frau Haller und damit verbundene Gefahren zu vermeiden.

Was kann getan werden?
Stressvermeidung bedeutet für jeden etwas anderes. In diesem Fall wäre es möglich gewesen,

5

- sie am Vorabend zu informieren, mit ihr zu besprechen, was nötig ist, eventuell gemeinsam die Tasche zu packen oder Sachen bereitzulegen
- ein paar Worte zur Erinnerung für sie aufzuschreiben und an eine für sie sichtbare Stelle zu legen
- vor Beginn der Aktivität (zeitlich für sie angemessen) nochmals zu prüfen, ob sie bereit ist
- zu erfragen, welche aktuellen Vorbereitungen vor Abfahrt noch nötig sind und sie dabei möglicherweise zu unterstützen.

 Indem AltenpflegerInnen also Stress für alte Menschen vermeiden, reduzieren sie bedrohliche Situationen und fördern so ein gewaltfreies Klima.

Gewaltfreies Klima

Ein gewaltfreies Klima entsteht durch ein(e)

- spezielle Einstellung zur Tätigkeit
- spezielles Verhalten und angemessene Reaktionen
- angemessenes Umfeld.

Die **spezielle Einstellung** beinhaltet, dass Pflegende sich ohne äußeren Druck für die Übernahme von Pflegeaufgaben entscheiden können. Ihr Menschenbild prägt in entscheidendem Maß auch ihre Einstellung zu pflegebedürftigen und alten Menschen. Zusätzlich ist eine adäquate Ausbildung, Einarbeitung und Auseinandersetzung mit dem Verständnis von Pflege Grundvoraussetzung für Professionalität auch in Umgang mit bedrohlichen Situationen.

Dem Pflegebedürftigen gegenüber sind professionelle **Verhaltensweisen** besonders wichtig. Dazu gehören nach Bauer (1996, ☞ Literaturverzeichnis)

- das verbale Verhalten: z. B. ruhige Sprechweise, nicht demütigen oder tadeln

- das nonverbale Verhalten: durch Körpersprache, Gestik, Mimik, Bewegungen, Ruhe und Vertrauenswürdigkeit ausstrahlen; nicht Macht oder Übermacht demonstrieren
- der berufliche Habitus: z. B. durch die eigene Kleidung, gepflegtes Aussehen, aufmerksames Verhalten
- der Umgang mit Normen, Werten und Bräuchen: z. B. Regeln der Höflichkeit einhalten, Anrede der Pflegebedürftigen, ihre Bräuche und Normen beachten.

Werden die Bedürfnisse und Wünsche des alten Menschen geachtet, so wirkt dies bereits möglichen Aggressionen oder Gewalttaten entgegen.

Zum günstigen **Umfeld** gehören:

- genügend Raum für den Pflegebedürftigen und seine Bedürfnisse zur Verfügung haben
- helle Räume
- eigene Gestaltungsmöglichkeiten für den Wohnraum
- der Pflegebedürftigkeit angepasste Hilfsmittel zur Verfügung zu haben
- Räume für Besuche und Aufenthalt, Bewegungsräume, Gärten
- An Bedürfnisse des alten Menschen angepasste Tagesplanung, z. B. flexible Essens- und Schlafenszeiten.

■ Gewaltgefährdete Menschen schützen

AltenpflegerInnen können aufgrund geschulter Beobachtung bereits im Vorfeld erkennen, welche alten Menschen in ihrem Umkreis besonders gefährdet sind, Opfer von Gewalt zu werden (☞ 4.1.4). Präventiv wirksam zu werden heißt in diesem Fall, besondere **Fürsorge** und **Schutz** für gefährdete Menschen bereit zu halten.

 Pflege ist auch **Schutz**. Menschen, die besonders gefährdet sind, Gewalt und Misshandlung zu erleiden, bedürfen zu ihrer Sicherheit besondere Aufmerksamkeit und Zuwendung durch Pflegende.

5.1.2 Pflegende Angehörige entlasten

Fallbeispiel
Die 78-jährige Frau Weise sorgt rund um die Uhr für ihren bettlägerigen Mann und ist trotz ihrer Körperfülle und Atemnot ständig
auf den Beinen. Dem Pflegedienst fällt auf, dass ihr das regelmäßige
Essenkochen und Einkaufen Schwierigkeiten bereitet. Sie ist oft völlig
erschöpft, schimpft dann viel mit ihrem Mann und kümmert sich
wenig um seine Bedürfnisse. Eine Hilfe im Haushalt lehnt sie ab. Den
Vorschlag des Pflegedienstes, jeden zweiten Tag in der Woche „Essen
auf Rädern" zu bestellen, nimmt die Frau skeptisch auf, weil sie meint,
ihrem Mann schmecke das nicht. Doch nach einem Versuch sind beide
mit dem schmackhaften Essen sehr zufrieden und Frau Weise freut
sich, jetzt öfter mal Mittagschlaf machen zu können.

5

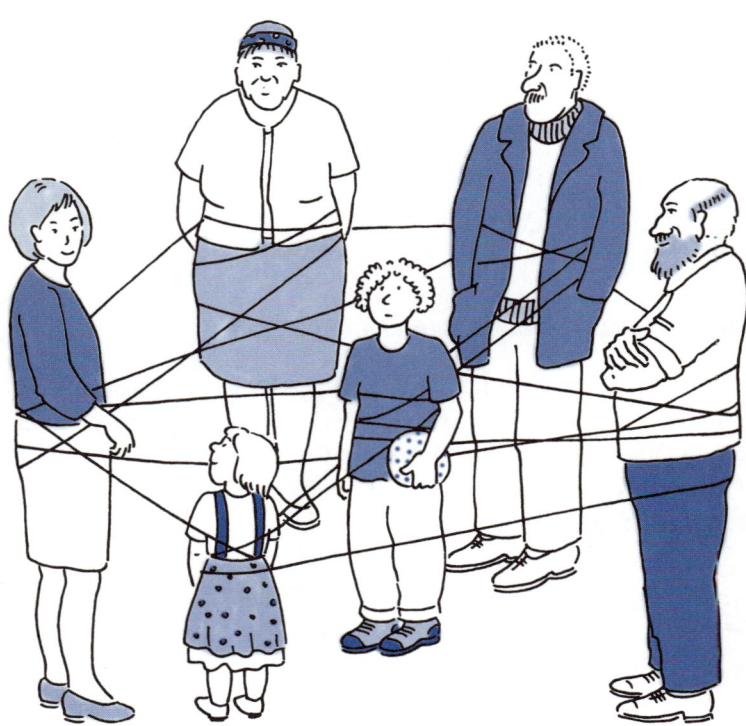

Abb. 6: Familiäre Verstrickungen [L119]

Am Fallbeispiel wird deutlich, dass Prävention von Gewalt auch bedeuten kann, **Belastungen in der Familie** für pflegende Angehörige zu erkennen und zu reduzieren (☞ 3.3.1). So vielfältig wie die Belastungen durch Pflege können auch die Möglichkeiten der präventiven **Entlastung** sein. Beispielsweise durch

- praktische Unterstützung der Pflegenden durch anderen Helfer, z. B. Zivis, Pflegedienste, Freunde, Beratungsstellen
- therapeutische-, Beratungs- und Begleitungsangebote in belastenden Situationen, z. B. bei der Pflege dementer Menschen
- fachkompetente Schulung und Beratung durch PflegeberaterInnen der Krankenkassen oder anderer Institutionen
- Selbsthilfegruppen
- Angebote für Übernahme der Pflege durch Einrichtungen der Tages- und Kurzzeitpflege
- Hilfestellungen und Beratung bei der Wohnraumanpassung durch Sanitätshäuser, Beratungszentren, ambulante Dienste
- Sozialdienste
- örtliche Beratungsstellen der Gemeinde.

Fallbeispiel
Es gibt im Stadtteil A. ein „Freiwilligen-Forum", das Menschen zusammenführt, die etwas für sich und andere tun wollen. Sie wollen ohne Kostenforderungen Hilfe in einem klar eingegrenzten Rahmen bieten. Die Bereiche sind vielfältig. Es gibt Angebote und Anfragen wie z. B.
- „Ich kann wöchentlich zwei Stunden mit einem alten Menschen Spaziergänge machen"
- „Wer kann mich im Seniorenheim besuchen, ich habe keine Angehörigen mehr?"
- „Wir suchen einen Dritten zum Skatspielen für unseren körperbehinderten Vater".

5.1.3 Potenziell gefährliche Situationen erkennen

Professionell Pflegende brauchen Schulung um, **potenziell gefährliche Situationen** (☞ 1.2.3) zu erkennen um entsprechend gewaltpräventiv reagieren zu können. Solche Situationen, in denen Grenzen der Normalität sich zu verschieben drohen, entstehen besonders, wenn **Missverständnisse** zwischen Pflegebedürftigen und Pflegenden zu Wut und Aggression führen.

■ *Ausgelöst durch den alten Menschen*

Ausgelöst durch den alten Menschen kann es zu Missverständnissen kommen, bei:

- Verwirrtheit
- Bewusstseinsstörungen mit Unruhe oder Schläfrigkeit
- Erkrankungen der Sinnesorgane mit Störungen beim Hören, Sehen, Sprechen, Fühlen, Schmecken
- Verwaschene, unklare Aussprache, z. B. nach Schlaganfall
- Besondere Verletzbarkeit psychischer Art, z. B. bei Verwahrlosung.

Fallbeispiel
Herr Paulsen hat seit seiner Aufnahme im Pflegeheim einen „Sammeltick" entwickelt. Er schafft alles in sein Zimmer, was er findet und offenbar weggeworfen wurde. Inzwischen hat er leere Flaschen, Zeitungen, Dosen in seinem Zimmer und Essenreste im Nachttisch gesammelt. Altenpfleger Hannes geht nach dem Frühstück resolut in das Zimmer und sagt: „Hier müssen wir mal aufräumen!", zieht die Nachttischschublade weit auf, kramt darin herum und wirft einige Dinge in den Abfalleimer. Herr Paulsen sieht dies, greift nach seinem Gehstock und haut auf den Pfleger ein.

Was ist passiert?
Herr Paulsen ist wegen zunehmender Demenz und Unselbstständigkeit stark verwahrlost in das Pflegeheim aufgenommen worden. Er fühlt sich hier gut versorgt, aber unsicher, weil er „alle Leute nicht kennt" und nicht weiß, „was gerade gemacht werden muss". Aus „Sicherheitsgründen" sammelt er alles, „was er vielleicht noch brauchen könnte", wie er sagt. Den Pfleger erkennt er nicht, sondern hält ihn für einen Dieb.

Pfleger Hannes verhält sich autoritär und wenig einfühlsam. Er erkennt nicht, dass er selbst diese potenziell gefährliche Situation durch sein Verhalten heraufbeschworen hat, in der Herr Paulsen eine Bedrohung empfindet.

Im Team wird die Situation besprochen und folgende **präventiven Maßnahmen** werden festgelegt:

- Ab sofort ist Pfleger Andreas besondere Bezugsperson für Herrn Paulsen.
- Andreas wird versuchen, einen einfühlsamen, vertrauensvollen Kontakt aufzubauen.
- Andreas wird nach eigenem Ermessen Herrn Paulsen darum bitten, beim Sammeln und Sortieren des Stationsmülles behilflich zu sein. Er wird ihm die Aufgabe übertragen, Flaschen, Zeitungen Dosen und anderen Müll regelmäßig einzusammeln und in einem gesonderten Abfallraum der Station sortiert zu lagern.
- Andreas ist ebenfalls allein dafür zuständig, mit Herrn Paulsen gemeinsam dessen Zimmer und Nachttisch von Abfällen zu befreien. Dabei ist es wichtig, Herrn Paulsen nicht zu überrumpeln, sondern **einzubeziehen** und **klare Regeln** zu vermitteln.

Im Fallbeispiel ist es zu einem folgenschweren Missverständniss zwischen dem Altenpfleger und dem pflegebedürftigen alten Mann gekommen. Ausgelöst wurde dieses Missverständniss durch den gutwilligen, aber wenig einfühlsamen Pfleger gegenüber einem besonders verletzbaren Menschen.

■ Ausgelöst durch Pflegende

Ausgelöst durch Pflegende kann es zu Missverständnissen kommen, wenn sie

- hektisch sind und Druck machen
- die Privatsphäre des Menschen verletzen
- sich unklar ausdrücken
- sehr laut sprechen

- autoritär auftreten
- unsanft zufassen
- wenig klare Regeln haben, unsystematisch, unabgegrenzt sind
- unsicher sind
- nicht verstanden werden, weil sie zu leise reden, unklar in ihrer Wortwahl sind, zu lange Sätze bilden, zu viele Informationen oder Forderungen auf einmal vermitteln.

5.1.4 Eskalation vermeiden

Um Gewalt abbauen zu können, ist es nach Hirsch und Kranzhoff (1999 ☞ Literaturverzeichnis) wichtig, drohende Gewalt zu erkennen und auf erste Anzeichen adäquat zu reagieren. Es gibt verschiedene **Verhaltensweisen**, die auf einen aggressiven alten Menschen beruhigend wirken können:

- Ruhe und Besonnenheit ausstrahlen
- ansprechen und Augenkontakt suchen
- sachlich bleiben, d. h. auf den Sachverhalt eingehen
- Situation klären
- keine Vorwürfe
- nicht Be- oder Abwerten
- in normalem Tonfall sprechen
- Interesse an den vorgetragenen Problemen zeigen
- zuhören
- Missstimmungen und Frustrationen benennen lassen
- Fakten und Gefühle erfragen
- die Gefühle annehmen, zeigen, dass Verständnis für den Zorn besteht, auf die Äußerungen eingehen ohne sie zu verharmlosen oder zu verstärken
- adäquate räumliche Distanz halten, nicht Nähe aufdrängen
- Zuschauer vermeiden oder wegschicken
- nicht zögern, Hilfe anzunehmen
- nonverbales Verhalten einbeziehen, z. B. durch Körperhaltung, Hinsetzen, Vermeiden von bedrohlichen Gebärden
- nicken, die geöffneten Hände zeigen, Augenkontakt halten, freundlich ansehen.

Tipps für die Praxis

Verhalten und Reaktionen im Falle von **drohenden aggressiven Ausbrüchen:**

▶ versuchen, die Ursachen des Unbehagens zu erkennen und zu beseitigen, d. h. die Bedürfnisse des alten Menschen wahrnehmen

▶ klaren Kopf bewahren und innerlich versuchen, Abstand zu gewinnen, z. B. durch tiefes, ruhiges Einatmen oder innerlich bis zehn zählen

▶ ruhig und sachlich auf den alten Menschen eingehen, Vorhaltungen und Diskussionen vermeiden

▶ um Spannungen abzureagieren, den alten Menschen nach Möglichkeit sich bewegen oder laufen lassen

▶ unbedingt in der Nähe bleiben

▶ wenn notwendig, deutlich und bestimmt, aber in ruhigem und freundlichen Ton auf Grenzen hinweisen

▶ Handlungen vermeiden, durch die sich der alte Mensch in die Enge getrieben oder bedroht fühlt, z. B. verschlossene Türen, Dinge wegnehmen

▶ hat sich die Lage etwas beruhigt, kann es sinnvoll sein, durch einen Themen- oder Raumwechsel oder eine andere Aktivität die Situation weiter zu entspannen

▶ lange Auseinandersetzungen vermeiden; Zeit der aktuellen Klärung auf höchstens 15 Min. beschränken.

Für die **Klärung einer Situation** ergeben sich mögliche Fragen wie:

• Was ist geschehen?
• Wodurch ist es ausgelöst worden?
• Welche Rolle haben die einzelnen Beteiligten?
• Welche Gefühle sind im Raum?
• Was kann geschehen, um solche Ereignisse in Zukunft zu vermeiden?

Eine Reflexion über solche Fragen kann zukünftige Auseinandersetzungen abschwächen oder gar nicht erst eskalieren lassen.

5.1.5 Gewaltprävention durch entspannte Bedingungen für Pflege

Um Gewalt, aggressives Verhalten oder Misshandlung zu vermeiden, sind Arbeits- und Lebensbedingungen wichtig, in denen Pflegende sowie pflegebedürftige Menschen sich wohl fühlen. Grond (1989, ☞ Literaturverzeichnis) macht darauf aufmerksam, dass folgende besondere **Belastungen von AltenpflegerInnen** in dieser Reihenfolge geäußert wurden:

- fehlende Anerkennung
- zu wenig Zeit für Pflege
- körperlich sehr anstrengende Arbeit
- schwer zu aktivierende Bewohner
- Miterleben von Leid und Sterben
- zu viele Menschen, die von zu wenig Mitarbeitern betreut werden sollen.

Gewaltprävention ist in diesem Sinne eine wichtige Aufgabe von **Trägern und leitenden Mitarbeitern** der Einrichtung. An erster Stelle haben sie in diesem Zusammenhang folgende **Aufgaben:**

- für eine freundliche, zugewandte Atmosphäre zu sorgen
- ausreichend Zeit für Pflege zur Verfügung zu stellen
- Zuständigkeiten nur für begrenzte Bewohnerzahlen z.B. durch ein Bezugsbetreuersystem festzulegen
- respektvollen und wertschätzenden Umgang miteinander zu fördern
- Isolation und Ausgrenzung zu vermeiden
- Entspannung und Selbstpflege der Pflegenden zu fördern
- Wissen und Können der Pflegeden durch regelmäßigen Informationsaustausch und Weiterbildung zu fördern
- klare Regeln im Umgang miteinander zu schaffen und starre Vorschriften zu vermeiden
- für Anerkennung zu sorgen
- Kompetenz und Motivation der Pflegenden zu fördern.
- die Privatsphäre von Bewohnern zu schützen.

Für jede AltenpflegerIn gelten zusätzlich folgende **präventive Maßnahmen:**

- Achtung der Privat- und Intimsphäre, z. B. Anklopfen beim Betreten des Zimmers
- respektvoller Umgang mit dem alten Menschen
- Pflegemaßnahmen dem alten Menschen vor der Durchführung erklären
- den alten Menschen nicht überfordern
- ausreichende Bewegungsmöglichkeiten anbieten
- reizkontrolliertes Milieu schaffen (nicht zu viel Lärm)
- auf Schamgefühl achten
- für ausreichende Wahrnehmung sorgen (Brille, Hörgerät)
- den alten Menschen soweit wie möglich selbst bestimmen lassen und ihm eine eigene Ordnung zuerkennen
- Vorbild sein
- Supervision, laufende Fallbesprechungen nutzen
- Fortbildungen wahrnehmen.

Ziel der Bewältigung von Gewalt ist es, Aggressionen nicht zu unterdrücken, sondern kreative und zufrieden stellende Umgangsweisen für kritische Situationen zu erlernen. Es ist wichtig, Aggressionen kontrollieren zu können und prosoziales Verhalten zu erlernen. Angst und Unsicherheit führen zu Aggressionen, deshalb gilt es, diese zu verstehen und bewältigen zu lernen. Ziel soll sein, sich sagen zu können, ich brauche keine Aggressionen mehr, da ich diese nicht mehr nötig habe. Aggressionen lohnen sich nicht und Alternativen schaffen Lebensqualität.

5.1.6 Gewaltprävention durch gesellschaftliche Bedingungen

Soziokulturelle und ökonomische Rahmenbedingungen prägen das Umfeld, in dem Pflege stattfindet und können sich gewaltfördernd oder -mindernd auswirken.

Gewaltprävention innerhalb der Generationen bedeutet in diesem Sinne die **Annäherung** der Generationen zu fördern **statt**

auszugrenzen. Deshalb ist es wichtig, generationenübergreifende Veranstaltungen und Institutionen zu finden, neue Kontakte anzubahnen, Interessierte anzusprechen bzw. Interesse zu erzeugen, entsprechende Angebote wahrzunehmen.

■ Netzwerkarbeit

Verstärkt wird in Lebensräumen von Menschen wie Stadtteilen, Gemeinden und Lebensbereichen angestrebt, unterschiedlichste Träger, Institutionen, Betriebe und Organisationen unter den Begriffen **Sozialräumliches Arbeiten** oder **Netzwerkarbeit** für ein Gebiet miteinander zu verknüpfen. Es gibt häufig viele Einzelinitiativen auf der einen Seite und Bedürfnisse auf der anderen Seite, die nichts voneinander wissen, weil der Kontakt oder nur die Information fehlt. Die so genannte **Netzwerkarbeit** ist darauf ausgerichtet, dies zu überwinden, Kontakte zu knüpfen und zu pflegen, damit Engagement und Aktivitäten sinnvoll und effektiv gebündelt und genutzt werden können. So können beispielsweise in einem Stadtteil auch Initiativen und Angebote für alte Menschen miteinander verknüpft werden zum Nutzen Vieler. Beteiligte in einem Netzwerk können Behörden, Organisationen, unterschiedlichste Träger ebenso sein, wie der Frisör, die Schule, der Ladenbesitzer, die Bank, das Fitnesscenter eines Stadtteils. Es gilt, die Kontaktpersonen regelmäßig an einen Tisch zu bringen, um zusammen für einen Lebensbereich sinnvolle, erreichbare Angebote zu schaffen.

- Netzwerkarbeit und Kooperation fördern die Integration Pflegebedürftiger in eine lebendige Gemeinschaft.
- Netzwerkarbeit ist immer gemeinwesenorientiert.
- Es bedarf lediglich der Bereitschaft eines Initiators, das Netz zu knüpfen, dessen Arbeit zu leiten und Kontakte zu pflegen.

Durch Netzwerke können auch generationenübergreifende Dialoge und Veranstaltungen gefördert werden wie Stadtteilfeste, Er-

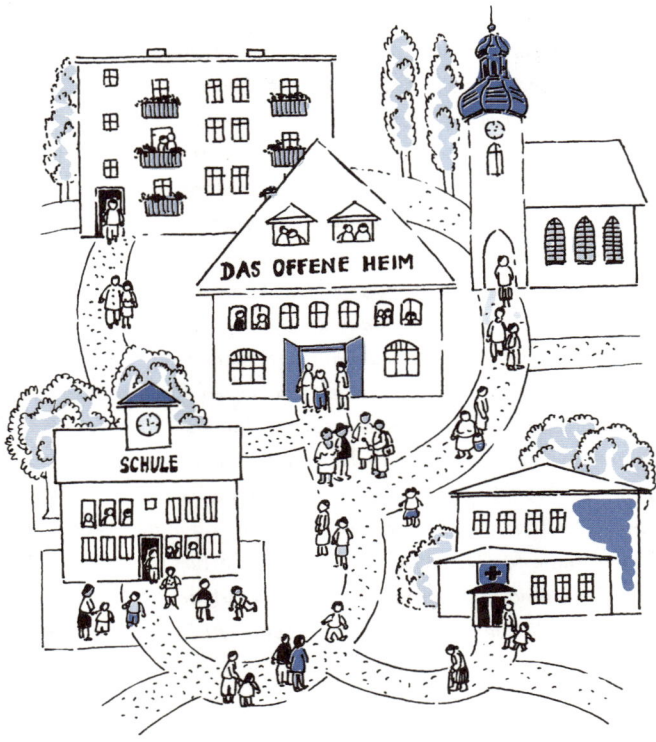

Abb.7: Wenn unterschiedliche Einrichtungen und Initiativen Beziehungen knüpfen und pflegen, entsteht ein Netzwerk zum Vorteil für alle. [L119]

zählcafés, Talk-Sendungen und Projekte, die zur Annäherung der Generationen und sozialen Schichten beitragen.

 Durch Kooperation unterschiedlichster Partner gelingt es, sowohl bei Häuslicher Pflege wie Pflege in einem Heim, das soziale Umfeld einzubeziehen und den Gedanken einer ganzheitlichen Sichtweise vom alten Menschen zu fördern. AltenpflegerInnen können hier vermitteln und dafür sorgen, dass Kontakte entstehen und Informationen weiter gegeben werden.

5

Fallbeispiel Heimvertreterin

Kerstin nimmt als Vertreterin des Altenheimes, in dem sie arbeitet, regelmäßige Termine beim Stadtteiltreff wahr, um über Aktivitäten und Angebote informiert zu sein und Initiativen ihrer Einrichtung damit verknüpfen zu können. Ihrem Team berichtet sie darüber. Kerstin bekommt außerdem von ihrer Einrichtung monatlich einen halben Tag zur Kontaktpflege zur Verfügung. Sie erhält dafür konkrete Hinweise von den Mitarbeitern aller Stationen, an welchen Kontakten diese interessiert wären. Das kann das Straßencafe ebenso sein wie der Taxiladen oder die Kindertagesstätte eine Straße weiter. Kerstin nutzt die Zeit, um mit unterschiedlichsten Menschen zu reden. Seitdem ist es beispielsweise gelungen, für alte Menschen im Stadtteil ebenso wie für interessierte Heimbewohner ein Angebot mit einem besonders geschulten Trainer in der Schwimmhalle zu organisieren. Die Pflegeeinrichtung bietet eine Skatrunde auch für Bewohner im Stadtteil an und hat an einem Tag in der Woche ihre Snoezelenräume für Besucher der Stadtbibliothek nebenan geöffnet. Regelmäßig einmal wöchentlich lädt der Besitzer des Griechischen Restaurantes die Heimbewohner inzwischen zu Musik und Spiel am Nachmittag in sein Restaurant ein.

Fallbeispiel Zeitspender

Den Mitarbeitern der AWO ist es gelungen, für ihre ambulant oder in Altenheimen betreuten Menschen, Kontakt zu einem regionalen Busunternehmen zu knüpfen. Die Busfahrer haben sich im Rahmen einer „Zeitspendeaktion" dazu bereit erklärt, interessierte Bewohner regelmäßig zu einer Stadtrundfahrt mit selbstgewünschten Zielen einzuladen. Busse werden dafür vom Unternehmen kostenlos zur Verfügung gestellt. Die Fahrer „spenden" ihre Freizeit. Die Aktion läuft nun schon zwei Jahre, inzwischen kennen sich Fahrer und Fahrgäste schon, der Spaß ist auf beiden Seiten. Das Angebot wird mit Begeisterung von allen Beteiligten wahrgenommen.

Fallbeispiel Einzelfallhilfe

Die Sozialstation in E. leistet bei alten Menschen mit Unterstützung einer Stiftung zusätzliche Betreuung, die nicht von der Pflege- oder

Krankenkasse finanziert wird. Mittlerweilen kommt dieses Angebot zwanzig hilfebedürftigen alten Menschen im Stadtteil zugute.

- Beispielsweise bekommt ein verwirrter alter Mensch, der vergisst, sein Essen zu sich zu nehmen, das Essen gereicht.
- MitarbeiterInnen gehen mit alten Menschen spazieren, die allein die Wohnung nicht mehr verlassen können.
- Für einen alten Herrn, der nicht mehr aus der Wohnung kommt, aber politisch immer sehr interessiert ist, wurde eine Zeitung abonniert. Jetzt hat er Gesprächsthemen mit dem Pflegedienst.
- Eine sehbehinderte Frau bekommt regelmäßig Besuch, weil sie im Kontakt nach außen sehr eingeschränkt ist.

Da bei den Gewaltursachen Stress- und Belastungssituationen eine wichtige Rolle spielen, wird die Bedeutung der **sozialen Unterstützung** bei Gefährdungen deutlich. In der Umkehr zeigt sich, wie fatal Isolation sein kann. Das Fallbeispiel „Interaktion e. V." ist z. B. in besonderer Weise eine wichtige Unterstützung für allein lebende Menschen, die lediglich zu den Pflegenden des ambulanten Dienstes Kontakt haben und unter Vereinsamung leiden.

Fallbeispiel Freizeitverein

Der Freizeitverein „Interaktion e.V." in H. feiert sein 25-jähriges Jubiläum. Der Verein hat mitlerweilen über 500 Mitglieder. Ziel ist es, Gleichgesinnte zusammenzubringen, um Isolation zu verhindern. Jeden Monat gibt es für einen Beitrag von 10 DM mehr als 80 Angebote: Gemeinsam geht es in die Oper, zur Kurzreise nach Nizza, man spielt Tischtennis oder findet Gesprächskreise. Interaktion hat über 40 geschulte ehrenamtliche Referenten, die in besonderer Weise Angebote für und mit älteren Menschen planen und auch Altenheime gern einbeziehen.

■ Öffentlichkeit

Unterstützung bedeutet ebenso, gesellschaftlichen und **politischen Handlungsbedarf** gegen Gewalt in der Pflege zu erkennen und Aktivitäten gegen Gewalt wirksam zu bündeln.

Die in der **Aktion gegen Gewalt in der Pflege** (AGP) zusammengeschlossenen Organisationen haben durch gemeinsame Initiativen beispielsweise erreicht, dass Vernachlässigungen, Misshandlungen und Gewalt gegenüber pflegebedürftigen Menschen verstärkt diskutiert werden. Die AGP weist in der Pflegezeitschrift (Heft 2/2000, Kohlhammer Verlag Stuttgart) mit den Worten „Es gibt Anhaltspunkte, dass es sich bei bekannt gewordenen Missständen nicht um „bedauerliche Einzelfälle", sondern eher um die Spitze des Eisberges handelt", darauf hin, dass nach wie vor gesellschaftlicher und politischer Handlungsbedarf besteht.

§ **Anforderungen an eine menschenwürdige Pflege** (aus dem Memorandum der AGP Bonn April 1999, ☞ Literaturverzeichnis)

5

(1) **Heimgesetz und Heimaufsicht**
… Die Heimaufsicht sollte nicht nur reagieren, wenn gravierende Schäden eingetreten sind. An das zahlenmäßig wesentlich zu verstärkenden Personal der Heimaufsicht sind hohe Anforderungen zu stellen, damit sie in der Lage ist, auch latent vorhandene Gefährdungspotentiale zu erkennen und zu beseitigen. Die Mitarbeiter der Heimaufsicht sollten ausgebildete Kräfte sein; die Heimaufsicht selbst sollte als eigenständige und unabhängige Behörde arbeiten.

(4) **Ansehen und Anerkennung des Pflegeberufes**
Es wird ausdrücklich begrüßt, dass durch das von Bundeskabinett beratene Altenpflegegesetz die Möglichkeiten für eine bundesweit einheitliche Ausbildung verbessert werden sollen. Es ist darauf zu achten, dass die Eingangsbedingungen für den Altenpflegeberuf keine Absenkung erfahren. Zur Durchsetzung einer fachlich guten pflegerischen Arbeit muss die Fort- und Weiterbildung verstärkt werden. Die Stärkung des Ansehens der Pflegeberufe kann unterstützt werden durch starke Berufsverbände.

(7) **Mitbestimmung der Heimbewohner**
Eine wirksame Vertretung der Heimbewohner gegenüber den Heimbetreibern/-trägern ist sicherzustellen. Die Mitwirkung der Heimbewohner in einem Heimbeirat kann nur eine Minimalvor-

aussetzung darstellen. Aufgrund schwerster Pflegebedürftigkeit, psychischer Krankheit oder Demenz können zahlreiche Heimbewohner ihre Interessen nicht mehr selbst vertreten. Angehörige oder sonstige Vertrauenspersonen sollten die Möglichkeit haben, die Interessen der Heimbewohner wahrnehmen zu können. Sonst ist eine unabhängige Ombudsperson zu bestellen ...

Neben der Aktion gegen Gewalt in der Pflege (AGP) gibt es beispielsweise die Bonner Initiative „Handeln statt misshandeln", die Interessenvertretung alter Menschen „Graue Panther" oder Beschwerdestellen, wie das, inzwischen in vielen Großstädten eingerichtete, so genannte „PflegeNotTelefon". Hier gibt es Rat und Unterstützung bei Anhaltspunkten für aktuelle Missstände in der Pflege alter Menschen (Adressen ☞ Kap. 7).

Wichtig ist, dass **gesellschaftliche Wertschätzung** gegenüber Pflege und Menschen, die andere pflegen deutlich wird. Nur so gelingt es, dass Pflegende sich mit ihrer Aufgabe identifizieren, sich nicht als Opfer oder Notlösung erleben und ohne Vorbildung oder Erfahrung Pflegetätigkeiten übernehmen.

Einen nicht geringen Einfluss üben **rahmengebende Institutionen** aus, wenn professionell gepflegt wird. Sie haben wesentlichen Einfluss auf die Bedingungen, in denen Pflege stattfindet, z.B. durch Pflegekostensätze für Heime und ambulante Pflege, Krankengeld, Pflegegeld, Erstattung von Hilfsmittel- und Wohnraumanpassungskosten sowie Heimaufsicht und andere Kontrollinstanzen. Wichtig im Rahmen gesellschaftlicher Bedingungen sind ebenfalls die drei **Säulen der Versicherung**, die tragend für Lebensbedingungen gerade auch alter Menschen sind:

- Krankenversicherung
- Rentenversicherung
- Pflegeversicherung.

Ungünstig wirken sich hier aus:

- schlechte Organisationsstrukturen
- unklare Zuständigkeiten

- Hierarchien
- Isolierung und unzureichende Kooperation von Ämtern, Behörden und Institutionen mit den den Trägern der Pflegeleistungen
- schlechte Personalausstattung, Überbelastung des Personals
- unangenehmes, autoritäres Arbeitsklima.

Auch Zeitdruck und Überlastung kann in Behörden zu Hektik und seelischer Vernachlässigung führen. Wichtige Zeichen und Hinweise auf Gewalt werden so übersehen oder nicht richtig gedeutet.

■ *Verhaltensweisen, die das Miteinander fördern*

Es gibt Verhaltensweisen, die ein günstiges Miteinander fördern und alle Beteiligten vor gegenseitigen Enttäuschungen bewahren, beispielsweise

- Das **Selbstbestimmungsrecht** jedes Menschen **erhalten.** Hierzu gehört auch, das Selbstbestimmungsrecht pflegeabhängiger alter Menschen zu benennen, anzuerkennen, durchzusetzen und zu gestalten.
- Eigene Gestaltung eines Entscheidungs- und **Handlungsspielraums ermöglichen.** Je mehr sich ein Pflegebedürftiger als eigenständiger Mensch wahrgenommen fühlt, der Entscheidungen selbstständig fällen kann, desto leichter wird der Umgang mit ihm.
- **Kommunikation fördern** und
- **Konflikte ansprechen.**

Das Verschweigen und Übersehen von Konflikten kann zwar in der momentanen Situation entspannend wirken, ist über längere Zeit jedoch kein Mittel, positive Verhaltensweisen zu fördern, weil der Konflikt oder der Ärger bestehen bleiben.

- **Ursachen** für aggressives Verhalten **klären.**

Immer ist es wichtig, den Grund des Verhaltens auch innnerhalb gesellschaftlicher Rahmenbedingungen zu kennen, um Aggressivität zu begegnen.

■ Soziales Netz

In der Regel ist bei Pflegebedürftigkeit eines alten Menschen ein tragfähiges Netz sozialer Hilfen vorhanden. In diesem Netz sind berufliche Helfer ebenso miteinander verknüpft wie Laienhelfer und Familienmitglieder eines Betroffenen. Die Tragfähigkeit eines solchen Netzes ist immer von jeder einzelnen Person innerhalb des Netzes wie auch von den gesellschaftlichen Bedingungen in einem Land geprägt. In der Regel gibt es im Zusammenspiel dieser engagierten Helfer viele „Zuständigkeiten". In dem für einen alten Menschen oft wenig überschaubaren Netz ist deshalb häufig beratende Unterstützung erforderlich, um bei Problemen wirkliche Hilfe zu bekommen und Hemmschwellen überwinden zu können.

Fallbeispiel
Frau Elert wurden vor zwei Jahren wegen Durchblutungsstörungen ein Bein amputiert, sie ist übergewichtig und Asthmatikerin. Sie wird von ihrem Mann, der wie sie eine geringe Rente bezieht, betreut. Das Ehepaar lebt in einer winzigen Zweizimmerwohnung im 4. Stock. Die Rente reicht weder für eine andere Wohnung noch für die Bezahlung einer Haushaltshilfe. Herr Elert ist offensichtlich überfordert. Einen Pflegedienst traut er sich nicht in Anspruch zu nehmen, weil er von hohen Kosten dafür gehört hat, die er nicht bezahlen kann.
Als er von der Krankenkasse zu einer kostenlosen Angehörigenschulung eingeladen wird, erfährt er dort, dass seine Frau einen Antrag auf Pflegegeld stellen kann und ein Pflegedienst sie kostenlos bei der Antragstellung unterstützen würde. Das Ehepaar könne Wohngeld beim Sozialamt beantragen, finanzielle Unterstützung von der Krankenkasse bei der Wohnraumanpassung und für Hilfsmittel, z. B. einen Rollstuhl, bekommen sowie einen Pflegedienst bzw. Kurzzeitpflege in Anspruch nehmen. Ein Anruf durch Herrn Ehlert bei der Sozialstation in seinem Stadtteil hat genügt, um das Netz zu aktivieren und unterschiedlichste Helfer und Beistand in Bewegung zu setzen.

Die Gesamtzahl der Helfer ist häufig so groß, dass besonders alte Menschen den Aufwand scheuen oder sich überfordert fühlen,

Hilfe und Beratung in ihrer speziellen Situation zu suchen. Umso wichtiger ist es, „**niedrigschwellige Angebote**" zu Beratungen anzubieten, die Hemmschwellen und Ängste zur Inanspruchnahme gering halten. Solche Angebote bieten sich in Form stadtteilbezogener Gesundheitszentren, Altentreffs, sozialer Dienste, Sozialstationen oder Kirchgemeinden an und werden auch von alten Menschen gern genutzt.

Fallbeispiel

*Der **Gesundheitstreff** im Stadtteil E ist ein Kooperationsprojekt mehrerer Träger. Die Gesundheitsbehörde hat dafür die Räume der einstmaligen Mütterberatung zur Verfügung gestellt und neu ausgestattet. Die Arbeitsschwerpunkte des beliebten Treffs mit den stets offenen Türen mitten im Stadtteil sind:*

- *Information und Beratung zu Fragen der Gesundheit und Umwelt (unter besonderer Beachtung älterer Menschen)*
- *Hilfe zum nächsten Schritt (für Menschen, die aus unterschiedlichen Gründen die Hilfen des Gesundheitssystems nicht effektiv für sich nutzen können)*
- *Börse nachbarschaftlicher Gesundheitshilfe (Vermittlung von nachbarschaftlichen Kontakten zwischen Hilfebedarf und -angebot)*
- *Gesundheitliche Aktionstage und Projekte.*

Eine andere Möglichkeit besteht darin, das Netz sozialer Zuständigkeiten durch regelmäßige Kommunikation so fest zu knüpfen, dass Hilfebedarf erkannt wird, auch wenn ein Betroffener nicht dazu in der Lage ist, sich darum zu bemühen. Hilfebedarf bei Verdacht auf Gewalt und Misshandlung kann durch Pflegende, Ärzte, Nachbarn, Angehörige ebenso erkannt und ans Licht gebracht werden wie durch Heimaufsicht, PflegeberaterInnen, Heimbeirat oder andere Kontaktpersonen.

- Im Rahmen des sozialen Netzes können Kooperationen und Netzwerke Leistungen finanzieren, die nicht von Versicherungen abgedeckt sind.

- Kooperationen von Leistungsanbietern können das Angebot von Pflege und Betreuung erweitern und bedarfsnah möglich machen.
- Stadtteilkonferenzen und Arbeitsgemeinschaften dienen dazu, soziale Arbeit, zu der auch Pflege gehört, zu intensivieren.
- Die Zusammenarbeit vieler Institutionen und Organisationen wirkt sich positiv auf die Lebensqualität einzelner alter Menschen aus.

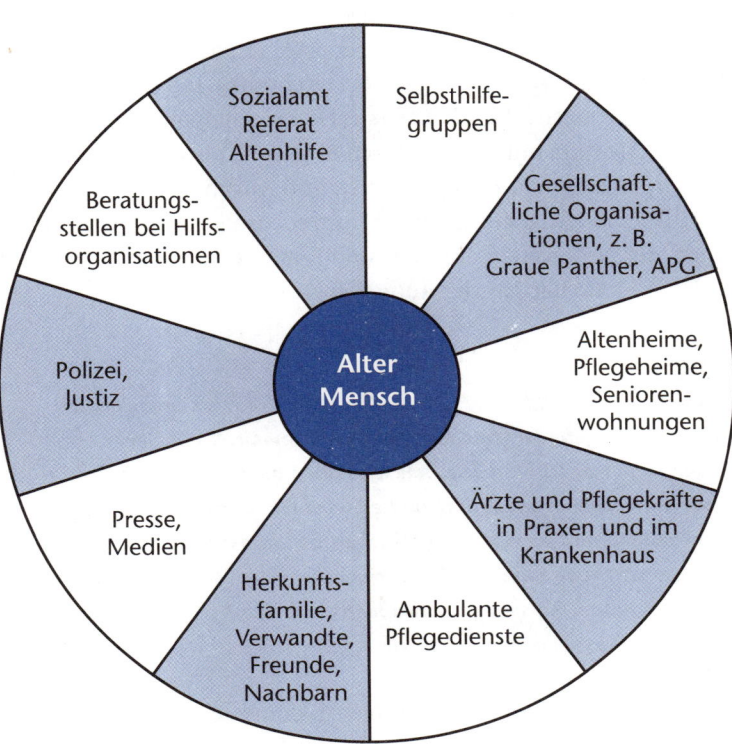

Abb. 8: Soziales Netz für alte Menschen

■ *Hilfen für Helfer*

Im besonderen Maße benötigen pflegende Angehörige, die nicht in einem Dienstverhältnis stehen, jedoch rund um die Uhr präsent sind, **gesellschaftliche Wertschätzung**, damit nicht Überforderung und Frustration sie in gewaltauslösende Situationen bringen. Unter diesem Gesichtspunkt sind für pflegende Angehörige besonders wichtig:

• Anerkennung
• Entlastung
• Kompetenzförderung durch gesellschaftliche Maßnahmen.

Gesellschaftliche Anerkennung der Helfer kann in vielfältiger Weise erfolgen. Sie beinhaltet die Aufwertung von Pflege alter Menschen in den Medien ebenso wie die Berücksichtigung der Bedürfnisse z. B. durch behindertengerechte Behördenzugänge, schwellenfreie Zugänge für Geschäfte und Beförderungsmittel, denn die Helfer sind durch Hindernisse häufig mehr eingeschränkt und belastet als die Pflegebedürftigen selbst. Ebenso sind Bereitschaft und Angebote zur Kommunikation mit „Laien" durch Ämter, Behörden, Institutionen und Organisationen zu signalisieren und Angebote dafür zu schaffen. Pflegende Angehörige sind häufig ebenso isoliert wie die Menschen, die sie betreuen. Deshalb sind Kontakte und Aktivitäten mit anderen Menschen für sie häufig von großer Bedeutung.

Fallbeispiel
Zweimal jährlich lädt eine Schule durch Kontakt mit ambulanten Diensten pflegebedürftige Menschen mit jeweils einem ihrer Angehörigen zu sich ein. Die Schüler haben dann ein kleines Kulturprogramm zusammengestellt, und es wird viel gemeinsam gesungen, anschließend gibt es Kaffe und Kuchen, bei dem die Schüler einzeln auf je einen Gast zugehen, sich zur persönlichen Betreuung und zum Plaudern neben ihn setzen. Schließlich überreicht jeder Schüler ein selbstgemaltes Bild zum Abschied.

Gesellschaftliche Entlastung für Helfer kann bedeuten, Möglichkeiten zur Beratung und Schulung zu schaffen bzw. so zugänglich zu machen, dass sie auch genutzt werden können. Ebenso sind für belastete Angehörige entlastende Angebote wichtig, damit sie Pausen in ihrer „Rund um die Uhr Bereitschaft" machen oder auch Erholungsangebote nutzen können. Auch finanzielle Unterstützung kann hilfreich sein, damit Angebote von Tagesstätten, Kurzzeitpflege, Kuren nicht nur bestehen, sondern auch wahrgenommen werden.

Hilfsangebote gibt es in vielfältiger Form, besonders Angehörige sind aber häufig überfordert, danach zu suchen. Überschaubares Informationsmaterial, am richtigen Ort zur Verfügung und für ihre Bedürfnisse zusammengestellt, nehmen sie deshalb meistens dankbar an wie z. B. folgendes Informationsblatt im Rahmen einer Angehörigenschulung.

Beispiel – Plan: Rat und Hilfen für Helfer	
Beratungszentrum für techn. Hilfen und Wohnraumanpassung	Adresse: Tel.:
Behindertenfahrdienst (Fahrzeuge mit Rollstuhl, geschultes Personal)	Tel.:
Kostenloser Service – Wegweiser für die ältere Generation	Tel.:
„London-Taxi" für Rollstuhl ohne Umsetzen (mit Rampe)	Tel.:
Gesundheitslotsen (Wo finde ich was?)	Tel.:
Gesundheitszentrum (Rat und Hilfe in der Nachbarschaft)	Adresse: Tel.:
Freiwilligen-Forum (Angebot und Nachfrage für Hilfen und Kontakt bei der Apostelkirche)	Tel.:
Pflegetelefon – Ratgeber (Projekt des Landespflegeausschusses) mit Information und Beratung bei Problemen und Beschwerden	9–13.00 Tel.:
Die Brücke Verein für soz. Hilfe; Einzel- und Fam. Beratung, Tel. Beratung, Angehörigengruppen	Adresse: Tel.:

Beispiel – Plan: Rat und Hilfen für Helfer

Beratungs- und Seelsorgezentrum b. der Petrikirche (Tel. Beratung, indiv. Einzelberatung, Gruppen)	Adresse: Tel.:
Psychosoz. Beratungsstelle f. Angehörige von Krebskranken kostenlos bei ... (Träger)	Adresse: Tel.:
Frauenberatungsstelle e.V, kostenlos, ohne Anmeldung	Adresse: Tel.:
Beratungspraxis für Männer	Adresse: Tel.:
BIFF (Beratung und Information für Frauen)	Adresse: Tel.:
Leben mit Behinderung e.V. Angebote für junge Erwachsene, Kinder Hilfe und Beratung in der Familie, Pädagogische Betreuung in der Familie, Wohngruppen, Tagesstätten, Kurzzeitpflege, Angehörigengruppen	Adresse: Tel.:
Selbsthilfegruppen s. Beiheft	

5

Kompetenzförderung sollte im gesellschaftlichen Rahmen bedeuten, dass „**pflegen auch nur diejenigen dürfen, die pflegen gelernt haben**". Es bedarf strenger Richtlinien und Gesetze, um die Pflege alter Menschen nicht zum lukrativen Geschäft mit „Billigangeboten" verkommen zu lassen, in dem Gewalt und Aggression unkontrolliert ihren Platz erobern können.

5.2 Häufige Situationen aus der Praxis – Übungsteil

5.2.1 Waschen im Akkord

■ **Die Situation**

Der Bericht einer anonymen Altenpflegerin in der Zeitschrift Heilberufe Heft 6/2000 (☞ Literaturverzeichnis):

„45 alte und zum Teil schwer kranke Menschen sollen in unserer Einrichtung wochentags von vier bis sechs, an den Wochenenden und Feiertagen von drei bis vier Pflegenden in eineinhalb Stunden eine vernünftige und prophylaxengerechte Körperpflege einschließlich psychischer Betreuung bekommen. Sie hätten im günstigen Fall ca. zwölf Minuten, im ungünstigen Fall ca. sechs Minuten Zeit für einen Bewohner, darunter sechs Schwerstpflegefälle wie

5

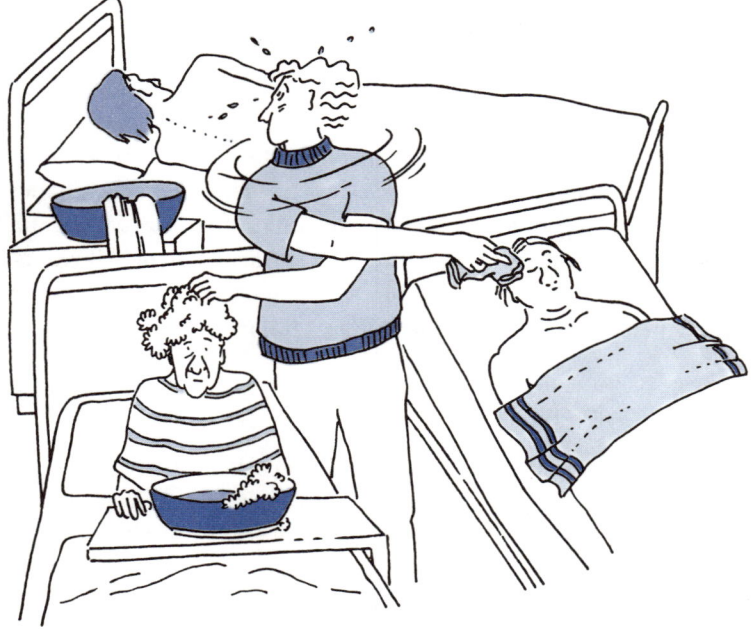

Abb. 9: „Nun aber hurtig die Augen auf, Herr Schläfrig!" [L119]

Apalliker. Weil dies nicht möglich ist, wird nachts gewaschen. Das ist zwar verboten, wird aber in vielen Pflegeeinrichtungen stillschweigend praktiziert. Bei uns ist üblich, dass die Nachtschicht wochentags zwischen 10 und 16 Heimbewohner wäscht, am Wochenende oder an Feiertagen gab es schon einen „Rekord" von 26 Personen, üblich sind 20 bis 24. Wenn wir also bis zur Dienstübergabe um 5.30 Uhr fertig sein wollen, müssen die Ersten bereits um 3.00 Uhr aus dem Schlaf gerissen werden. Stehen 26 auf dem Plan, geht es bereits um 1.00 Uhr los. So bleiben im Schnitt für jeden knapp 20 Minuten. Da die Schwerstpflegefälle zu zweit gewaschen werden und man knapp eine halbe Stunde braucht, müssen die, die noch besser dran sind, ein wenig „von ihrer Zeit opfern". Ich bin schon dabei, Entschuldigungen zu finden, für das, was wir hier praktizieren. Ist das nicht furchtbar! Oft habe ich schon versucht, mein Gewissen zu beschwichtigen, indem ich mir sagte, die Schwerstpflegefälle liegen sowieso ständig im Bett, da ist es nicht so schlimm, ob man sie um 3.00 Uhr oder 6.00 Uhr weckt. Aber eigentlich weiß ich es besser. Sie haben ebenfalls ein Recht auf einen vernünftigen Schlaf-Wach-Rhythmus und sind angewiesen auf besondere Zuwendung. Wie ich den ganzen Schwierigkeiten begegnen soll, weiß ich noch nicht. Vorschläge hinsichtlich der Einstellung von Stundenkräften oder anderen Hilfen sind entweder nicht möglich oder auf taube Ohren gestoßen. Wenn ich eine Chance hätte, würde ich die Arbeitsstelle wechseln. Aber wäre ich dann besser als die anderen, wenn ich vor den Tatsachen fliehe? Übrigens, das Team ist in Ordnung, ich bin nicht die Einzige, die es traurig und wütend macht, was mit den alten Leuten geschieht".

■ Erste Einschätzung

Sie haben als Beispiel die Gedanken einer Altenpflegerin gelesen. Der kurze Bericht vermag sicher nicht die Fülle und Komplexität des Geschehens wiederzugeben, doch Sie haben Anhaltspunkte zum Verständnis der Situation bekommen. Wir möchten Sie bitten, sich Zeit zu nehmen und Ihre Gefühle, Gedanken und Einschätzung möglichst aufzuschreiben.

Was ist Ihrer Meinung nach das Hauptproblem?

Was hat Sie an dem Bericht am stärksten beeindruckt?
Welche Gefühle hatten Sie beim Lesen?

-
-
-
-
-
-

Die eigene, „persönliche Betroffenheit" deutlich zu machen, ist wichtig, weil sie das Handeln von Pflegenden wesentlich mitbestimmt. Dabei geht es nicht um eine Wertung in Sinne von richtig und falsch oder gut und böse, sondern um die **Problemsicht** jedes Einzelnen. Die Sichtweise eines Problems hat ja bereits zur Folge, welche Bereiche und Fragestellungen betont und welche möglicherweise ausgeblendet werden.

■ Fragestellungen und Probleme

Was erfahren Sie von der Situation im Pflegeheim?
Welche Hinweise der Altenpflegerin halten Sie für besonders wichtig?
Wie beurteilen Sie Sozial-, Fach und Ich-Kompetenz der Altenpflegerin (☞ Tabelle im Kap. 3.4)?
Was erfahren Sie von Reaktionen anderer bzw. dem „sozialen Netz" (☞ 5.1.6)?

-
-
-
-
-
-

Im Pflegeheim wird die Würde der Bewohner von Pflegende offensichtlich mit Duldung und Wegsehen durch leitende Mitarbeiter zumindest im Nachtdienst missachtet. Regelmäßig wird das Verbot, nicht vor 6.00 Uhr mit der Körperpflege der Bewohner zu beginnen, übertreten. Der Grund dafür liegt in dem ungeschriebenen

Gesetz, dass alle Bewohner zum Frühstück um 7.30 Uhr „fertig" sein müssen, was durch den Frühdienst nicht zu schaffen ist.

Die Altenpflegerin, die bewusst ihren Namen nicht preisgibt, findet sich mit dieser Situation nicht ab, sondern macht sich Gedanken darüber. Einen Ausweg weiß sie nicht. Vorschläge gegenüber der Leitung, um mehr Personal zu bekommen, hatten keine Resonanz. Im Team wird über die Situation gesprochen, es gibt noch andere Pflegende, die wie sie traurig und wütend sind über die Situation, doch Reaktionen sind nicht bekannt. Gern würde die Altenpflegerin kündigen, weil sie unter menschenwürdigeren Bedingungen arbeiten möchte, doch ihre Gefühle sind zwiespältig, sie will nicht wie andere „vor den Tatsachen fliehen". Sie hat Angst, ihren Namen öffentlich zu nennen.

5

■ *Gesichtspunkte und Möglichkeiten des Eingreifens*

Immer wird jede einzelne Altenpflegerin, wenn sie mit Situationen konfrontiert ist, die die Würde von alten Menschen verletzen, ihre eigenen Empfindungen prüfen und werten müssen. Dabei sind die drei Gesichtspunkte, **Gewalt vorbeugen, erkennen, begegnen** hilfreich, um eine **eigenen Standpunkt** zu finden.

• Würden Sie in der geschilderten Situation Veränderungsbedarf erkennen, für notwendig und möglich halten?
• Welche Gedanken und Vorschläge haben Sie zur Veränderung der Situation?
•
•
•
•
•

 Nicht Wegschauen, nicht Zurückziehen, sondern gemeinsam Handeln, kann der Weg sein, um Gewalt und Misshandlung zu begegnen.

AltenpflegerInnen brauchen **Mut und Konsequenz**, um menschen-
unwürdige Situationen zu ändern, und sie brauchen Unterstützung
in Form von **Verbündeten**. So hat der Bericht der Altenpflegerin in
einer Zeitschrift auch viele Pflegende zu Reaktionen bewegt. Tschab
antwortet in derselben Zeitschrift (Heilberufe Heft 8/2000, ☞ Literaturverzeichnis) unter dem Gesichtspunkt **Veränderung braucht
Mut und Konsequenz:**

   „Ich selbst bin in leitender Funktion in einen Krankenhaus mit
akutgeriatrischen Stationen tätig und empfehle der anonymen
Altenpflegerin, sich mit Mitarbeitern, die ebenso empfinden, sich
außerhalb des Arbeitsbereiches zu treffen und zu überlegen, wie sie
die Situation ändern können. Ich gehe davon aus, dass eine Pflegedienstleitung oder eine andere Person zu finden sein wird, die für
Pflegequalität und -management verantwortlich ist. Sprechen Sie
sie an, wenn sie mit ihrem Team Lösungsvarianten gefunden haben. Erhalten Sie keine Unterstützung, so wenden Sie sich an den
Träger der Einrichtung. Packen Sie die schwierige Aufgabe gemeinsam an. Schöpfen Sie Kraft aus ihrer Unzufriedenheit und bedenken Sie, dass auch Sie **persönlich die Verantwortung für Ihr Tun
oder Nicht-Tun tragen!**

   Hat das Gespräch mit der Pflegedienstleitung keinen Erfolg, so
bringen Sie ihre Vorschläge nicht nur schriftlich ein, sondern **vermerken Sie** darin auch **das geführte Gespräch.**

   Ich glaube, es gibt in Ihrer Arbeitsorganisation einige Reserven
… Ich wünsche Ihnen Kraft, Mut und die erforderliche Konsequenz.“

5.2.2 Baden mit Gewalt

■ Die Situation

„Der 75-jährige Herr Bauer lebt mit seiner Ehefrau und deren 90-
jährigen Mutter im Haus zusammen. Er hat sich im Lauf der vergangenen drei Jahre sehr verändert: Er spricht kaum noch sinnvolle
Sätze, anwortet nur auf Anfragen mit „ja“ oder „nein“ oder durch
sein Verhalten. Wenn ihm etwas nicht gefällt, schimpft er laut. Er ist
immer in Bewegung, findet sich im Haus und draußen aber nicht

mehr allein zurecht. Seit einem Krankenhausaufenthalt lässt er sich von der Ehefrau nicht mehr baden oder duschen. Seine Frau leidet unter seiner Veränderung sehr, besonders darunter, dass er Stuhl und Urin nicht mehr halten kann.

Vereinbart mit dem Pflegedienst wurde einmal wöchentlich baden. Beim ersten Mal begleitete die Ehefrau den Pfleger und ihren Mann dabei ins Bad und wiederholte ununterbrochen die Worte: „Nun sei aber schön lieb, was soll der Pfleger sonst von dir denken".

Der Mann war sehr aufgeregt, wollte wieder aus dem Badezimmer. Die Frau redete ununterbrochen und erklärte dem Pfleger, wie der Badetag bisher vonstatten ging. Dann ging sie aus dem Bad.

Erst einmal versuchte der Pfleger, Ruhe zu verbreiten und setzte sich. Zum Ausziehen brauchte er viel Geduld, da Herr Bauer zwischendurch oft nicht mehr wusste, was man von ihm wollte. Er zog z. B. einen Strumpf immer wieder an und aus, knöpfte das Hemd auf und zu. Wenn er saß, um sich auszuziehen und der Pfleger vor ihm stand, fühlte er sich bedroht. Unsicherheit und Nichtverstehen waren gut von seinem Gesicht abzulesen. Alles für ihn Unangenehme wurde von ihm mit lautem Schimpfen „verdammt noch mal" und ähnlichen Worten begleitet.

Durch klare Worte, Blicke und Körpersprache gelang es dem Pfleger, ihn zu baden. Haare waschen und erst das Abspülen der Seife empfand Herr Bauer wieder als Bedrohung. Die Haare wusch der Pfleger daraufhin von hinten mit einem Waschhandschuh. Am besten funktionierte die Anleitung zum Selbstwaschen über klare Sprache wie: jetzt den Arm – unter den Achseln – den anderen Arm – die Brust usw. Den Genitalbereich und die Füße „durfte" dann der Pfleger waschen. Unter mehrmaligem kräftigem Schimpfen war es dann schließlich geschafft und Herr Bauer war entspannt und zufrieden. Nach drei oder vier Einsätzen, die ähnlich abliefen, wurde er dann von zwei anderen Pflegern versorgt. Alle Pfleger empfanden ihr Handeln gegenüber Herrn Bauer als Gewalt. Durch die Not der Ehefrau fühlten die Pfleger sich zusätzlich unter Erfolgsdruck gesetzt. Außerdem war die Ehefrau nach wie vor der Ansicht, sie müsse die Pfleger vor dem schimpfenden Ehemann schützen. So kam sie während der Pflege häufig ins Bad, um nachzusehen, was wiederum den Mann verunsicherte und aggressiv machte." (Uwe Söhnchen in Heilberufe ambulant, Heft 1/2000, ☞ Literaturverzeichnis).

■ Erste Einschätzung

Sie haben die Darstellung eines Altenpflegers im ambulanten Dienst gelesen. Bitte nehmen Sie sich wiederum Zeit, Ihre Gefühle, Gedanken und Einschätzung möglichst aufzuschreiben.
Was ist Ihrer Meinung nach das Hauptproblem?
Was hat Sie an dem Bericht am stärksten beeindruckt?
Welche Gefühle hatten Sie beim Lesen?

-
-
-
-
-
-

Die eigene „persönliche Betroffenheit" deutlich zu machen, soll wiederum keine Wertung in Sinne von richtig und falsch oder gut und böse sein, sondern hat das Ziel, Ihre Problemsicht deutlich zu machen. Möglicherweise sehen Sie auch gar kein Problem.

■ Fragestellungen und Probleme

Was erfahren Sie von der Situation in der Familie?
Welche Hinweise des Pflegers halten Sie für besonders wichtig?
Wie beurteilen Sie Sozial-, Fach und Ich-Kompetenz des Pflegers (☞ 3.4.)?
Was erfahren Sie von Reaktionen anderer?

-
-
-
-
-
-

Herr Bauer versteht kaum, was passiert und fühlt sich offensichtlich durch das Baden gestresst. Er schimpft und wird aggressiv, kann seine Bedürfnisse nicht klar äußern. Er lässt sich vom Pfleger aber eher betreuen als von seiner Frau.

Frau Bauer pflegt ihre Mutter und ihren Mann. Sie leidet wegen seiner Inkontinenz und darunter, dass er sich von ihr nicht baden lässt. Deshalb hat sie sich Unterstützung beim Pflegedienst zum wöchentlichen Baden ihres Mannes geholt. Sie schämt sich gegenüber dem Pflegedienst und versucht, ihren Mann häufig zu ermahnen, damit er „friedlich" gegenüber dem Pfleger bleibt. Durch ihr Eingreifen erhöht sie die Unruhe und verwirrt ihren Ehemann zusätzlich.

Die Pfleger fühlen sich unwohl. Es ist ihnen nicht recht, die von Frau Bauer vorgeschriebene Rolle zu übernehmen. Sie möchten Herrn Bauer nach ihrem Ermessen betreuen, zugewandt mit ihm umgehen und ihm ein Gefühl von Ruhe und Sicherheit vermitteln. Dabei stören einige Bedingungen:

- die nur einmal wöchentliche Kontaktmöglichkeit, so dass das Vertrauen von Herrn Bauer immer neu aufgebaut werden muss
- das Eingreifen der Frau
- die Verwirrtheit und Aggressivität von Herrn Bauer.

■ *Gesichtspunkte und Möglichkeiten des Eingreifens*

Würden Sie in der geschilderten Situation Handlungsbedarf erkennen für notwendig und möglich halten?
Wie lauten Ihre Gedanken und Vorschläge zu Veränderung der Situation?

-
-
-
-

Die Pfleger haben gemeinsam folgende Veränderungen geplant und mit Frau Bauer abgestimmt (U. Söhnchen in Heilberufe ambulant 1/2000 ☞ Literaturverzeichnis):

- Frau Bauer wäscht die Haare ihres Ehemannes am Waschbecken.

- An zwei Tagen in der Woche geht Herr Bauer in die Tagespflege.
- Herr Bauer weiß durch das regelmäßige Kommen immer der gleichen Pfleger, was diese von ihm wollen. Der Ablauf und die Ansprachen beim Baden sind abgestimmt und deshalb gleich.
- Wenn Herr Bauer gar nicht baden will, gehen die Pfleger am nächsten Tag noch einmal hin.

Die Lage hat sich für alle Beteiligten entspannt, Herr Bauer schimpft meist nicht mal mehr und auch seine Frau ist zufriedener und fühlt sich entlastet.

5.2.3 Eine kleine Spende

■ **Die Situation**

Markus ist Wohnbereichsleiter im Altenpflegeheim, die Stimmung in seinem Team ist gut, die AltenpflegerInnen sind engagiert und können sich Zeit nehmen für ihre Aufgaben. Die Bewohner sind ebenfalls zufrieden, weil sie das Gefühl haben, hier kümmert man sich um sie.

Im Team ließ Markus ab und zu durchblicken, dass er schon für gerechte Anerkennung ihrer Arbeit sorgen würde, wenn die Leitung dazu nicht in der Lage wäre.

Er galt als großzügig, weil er zu gemeinsamen Aktivitäten wie Kinobesuchen oder Eis essen einlud oder einen Teamtag möglich machte, an dem alle sich zur Radtour mit anschließendem Gaststättenbesuch trafen, bei dem er die Kosten übernahm. Auch Geburtstags- oder Weihnachsgeschenke gab es für seine MitarbeiterInnen. Niemand hatte bisher nach der Finanzierung gefragt, sondern alle freuten sich über diese besondere Form der Anerkennung ihrer Arbeit. Die gute Stimmung im Team hatte positiven Einfluss auf die Pflege und Betreuung der Bewohner. Auf beiden Stationen gab es beispielsweise nie Diskussionen, wenn es erforderlich wurde, Schichten zu übernehmen oder Dienste zu tauschen.

Nur ab und zu murrten Bewohner, wenn sie vom Bereichsleiter wieder um eine „Spende" gebeten wurden. Auch Angehörige diskutieren inzwischen darüber. Beim vierteljährlichen Angehörigentreff fragte einer der Gäste seinen Nachbarn, ob er oder seine Familie auch schon „Spenden" gezahlt hätten. Er erzählte, ein Mitarbeiter habe seinem Vater erklärt, die Station könne Sonderleistungen wie Rasieren oder den Kauf eines Rollstuhls für Spazierfahrten in die Stadt nur realisieren, wenn er etwas dazu gäbe. Das Geld käme dann allen zu Gute für besondere Aktivitäten im Heim.

Die Angehörigen unterhielten sich untereinander über diese Form der Leistungsverbesserung, und es wurde deutlich, dass viele bereits Geld für Leistungen und Aktivitäten gegeben hatten. Zwei Töchter informierten sich daraufhin außerhalb des Heimes und erfuhren, dass Dinge und Aktivitäten, für die sie gespendet hatten, eigentlich durch das Heim bzw. die Kassen finanziert werden. So hatte ein Bewohner für die Fahrt zum Arzt in Begleitung einer Altenpflegerin beim Pfleger Markus bezahlt, ein Angehöriger zahlte für einen Rollstuhl und einen Zivi, der seine Mutter bei Spaziergängen begleitete.

Mehrere Angehörige formulierten schließlich eine Anfrage an die Heimleitung zu diesem Thema und baten um Aufklärung. Es wurde deutlich, dass Pfleger Markus als Leiter von zwei Wohnbereichen Bewohner und Angehörige zu Geldspenden motiviert hatte, die er persönlich annahm und verwaltete, ohne dass die Heim- und Geschäftsleitung darüber informiert waren.

Im Gespräch zwischen Heim- und Pflegedienstleitung sowie Pfleger Markus rechtfertigte dieser sein Verhalten damit, dass er sich ja nicht bereichert habe. Sein Anliegen sei es gewesen, seinen Mitarbeitern, die immer bereit wären und viel leisten müssten, Anerkennung zukommen zu lassen, um sie für diese schwere Arbeit weiterhin zu motivieren. Für sich selbst habe er nie Geld genommen und er habe auch niemand zur „Spende" gezwungen.

■ Erste Einschätzung

Sie haben die Darstellung einer Situation im Pflegeheim gelesen. Bitte nehmen Sie sich wiederum Zeit, Ihre Gefühle, Gedanken und Einschätzung möglichst aufzuschreiben.
Was ist Ihrer Meinung nach das Hauptproblem?
Was hat Sie an dem Bericht betroffen gemacht?

Welche Gefühle hatten Sie beim Lesen?

-
-
-
-
-
-

Die eigene „persönliche Betroffenheit" deutlich zu machen, soll wiederum keine Wertung in Sinne von richtig und falsch oder gut und böse beinhalten, sondern hat das Ziel, Ihre Problemsicht deutlich zu machen. Möglicherweise sehen Sie auch gar kein Problem.

■ *Fragestellungen und Probleme*

5

Was erfahren Sie von der Situation im Pflegeheim?
Welche Hinweise halten Sie für besonders wichtig?
Wie beurteilen Sie Sozial-, Fach und Ich-Kompetenz des Wohnbereichsleiters (☞ 3.4.)?
Wie schätzen Sie die Arbeitsweise der Verantwortungsträger ein?
Was erfahren Sie von Reaktionen anderer?

-
-
-
-
-

Folgende Einschätzung ist möglich:
Im **Pflegeheim** herrschen hierarchische Strukturen vor, es fehlt Transparenz für Leistungen, Ergebnisse und Gestaltungsformen bei der Betreuung der einzelnen Wohnbereiche. Die einzelnen Leitungsbereiche arbeiten isoliert, es fehlen Kommunikations- und Kooperationsstrukturen.

Erst **Angehörige** werden aufmerksam und aktiv, als Unstimmigkeiten in den Leistungen deutlich werden. Angehörige haben im Pflegeheim ein Forum und Möglichkeiten zum Austausch, sie werden von der Heimleitung gehört.

Bereichsleiter Markus sorgt für sein Team. Er findet im Alleingang Lösungen, die Motivation seiner Mitarbeiter zu steigern und ihre Leistungen stärker anzuerkennen.

Die Anerkennung seiner fachlichen und sozialen Kompetenzen bei seinen Vorgesetzten wird deutlich durch Übertragung einer Leitungsfunktion an ihn.

Markus missbraucht dieses Vertrauen, wie er auch das Vertrauen der ihm anvertrauten Menschen missbraucht. Er macht sich strafbar gegenüber den alten Menschen, gegenüber den Angehörigen und gegenüber seiner Geschäftsleitung.

Markus hat eigenmächtig zum finanziellen Schaden der Bewohner gehandelt. Er hat dem Ansehen seiner Einrichtung in der Öffentlichkeit erheblich geschadet und auf seine Mitarbeiter als negatives Vorbild gewirkt.

Mit seiner scheinbaren Großzügigkeit gegenüber Mitarbeitern manipuliert er sie. Mit Anerkennung, die er ihnen zukommen lässt, erkauft er sich ihre Motivation und ihr Schweigen gegenüber seinen ungesetzlichen Handlungen.

■ *Gesichtspunkte und Möglichkeiten des Eingreifens*

Würden Sie in der geschilderten Situation Handlungsbedarf erkennen und für notwendig bzw. möglich halten?
Wie lauten Ihre Gedanken und Vorschläge zur Situation?

-
-
-
-

Möglichkeiten der Leitung und des Trägers
Für die **Geschäftsleitung** ist es notwendig, **mitarbeiterorientiert** zu arbeiten. Das kann bedeuten:

- Unternehmensleitbilder zu schaffen, die Mitarbeitern Orientierung geben und Visionen von Pflege vermitteln, die von allen mitgetragen werden

- verbindliche Strukturen zu schaffen, die allen Entlastung bringen, z. B. Kooperation der Teams untereinander, um z. B. Engpässe auszugleichen
- Kommunikationsstrukturen innerhalb der Bereiche, um damit Transparenz der Leistungen zu schaffen
- verbindliche Ziele zu formulieren.

Um die Motivation und Arbeitsweise der Mitarbeiter zu fördern, wäre es möglich:

- Zielvereinbarungen mit Teams und einzelnen Mitarbeitern zu treffen
- Arbeitsbereichen nicht nur Verantwortung sondern auch selbstverwaltete Budgets zur Verfügung zu stellen für Aktivitäten, Fortbildungen und besondere Leistungen
- Anerkennung zu ermöglichen für Teams durch Fortbildungsangebote, Arbeitsessen, Workshops u. Ä.
- Atmosphäre gegenseitiger Anerkennung zu schaffen und den Gemeinschaftssinn zu fördern durch Veranstaltungen, die auch von Bereichen mitgestaltet werden, z. B. Teamtage
- Anerkennung von Leistungen durch Öffentlichkeitsarbeit, dabei Teams einzubeziehen, ihre Arbeit darzustellen und der Öffentlichkeit nahe zu bringen, z. B. Fachtagungen
- Feste zu feiern und dafür ein Kontingent auch für Arbeitsbereiche zur Verfügung zu stellen
- Unterstützung für MitarbeiterInnen im sozialen Bereich anzubieten wie Kindertagesstätten, Leihwagen, Wäscheservice
- Transparenz der Leistungen auch für Heimbewohner und Angehörige zu schaffen durch z. B. Treffs, Heimbeirat, Ansprechbarkeit der Leitungen, Kummerkasten, Förderkreise, Heimzeitung
- Arbeit in Netzwerken und mit Kooperationspartnern, um das Spektrum von Leistungen zu erweitern.

Möglichkeiten des Teams

Die MitarbeiterInnen haben die Möglichkeit, Unklarheiten mit ihrem Bereichsleiter zu klären. Statt unangenehmen Themen aus dem Wege zu gehen und eigene Nachfragen zu scheuen, ist es besser, um Aufklärung zu bitten. Es ist wichtig, dass in jedem Team eine Atmosphäre herrscht, in der Kritik nicht mit Konfrontation und Abwertung gleichgesetzt wird und die Kritikfähigkeit untereinander gepflegt wird. Dabei ist ein **wertschätzender** Umgang miteinander, der unabhängig ist von der Ausbildung und der Stellung im Team, eine wichtige Voraussetzung.

Ist das Gespräch mit dem Bereichsleiter trotzdem unbefriedigend, ist es hilfreich, in Ruhe mit KollegInnen ein Gespräch zu suchen, die ein ähnliches ungutes Gefühl haben, um gemeinsam Lösungswege zu finden.

Es wäre möglich und hilfreich, Kontakte und Kooperation mit anderen Teams zu suchen und aufzubauen.

Es ist sinnvoll, Eigeninitiative zu entwickeln zur „Teampflege", statt lediglich Angebote von Leitungsmitarbeitern zu erwarten. Um Gemeinsamkeiten zu fördern und die Leistungsfähigkeit des Teams zu erhalten, brauchen MitarbeiterInnen nicht auf Angebote „von oben" zu warten, sondern können Aktivitäten selbst organisieren. Das muss nicht immer viel kosten, auch ein Sportfest kann ein spannender Höhepunkt sein oder es gibt für Feste vielleicht einen gemeinsamen „Spartopf".

Markus als Bereichsleiter hätte sich mit seinem berechtigten Anliegen um mehr Anerkennung mit Ideen an die Geschäfts- bzw. Heim- und Pflegedienstleitung wenden können. Ebenso wäre es wichtig gewesen, in seiner Position den Austausch mit anderen Wohnbereichsleitungen zu suchen.

Möglichkeiten für Außenstehende

Erst die Angehörigen haben im Fallbeispiel Möglichkeiten genutzt und gezeigt, wie Konflikte lösbar sind. Es gibt inzwischen viel Angebote zur kostenlosen Information und Beratung, z. B. auch bei Unklarheiten der Finanzierung. Heimaufsicht und unterschiedlichste Initiativen oder Organisationen stehen hierfür zur Verfügung. Auch ein Angehörigenbeirat oder -treffen zum gemeinsamen Austausch und zur Entwicklung von Vorschlägen ist denkbar.

5.3 Handeln in gewaltvollen Situationen

5.3.1 Die Situation erkennen

Es ist sehr schwierig, das Verhalten und die Stimmung des Gegenübers richtig einzuschätzen. Dazu ist es notwendig, die Stimmungslage, die momentane Befindlichkeit und Gefühle des anderen aufzunehmen und zu deuten. Das erfordert viel Einfühlungsvermögen, Erfahrung und Fingerspitzengefühl, Aufmerksamkeit und Zuwendung zum Gegenüber. Es gilt, Situationen einzuschätzen und Anzeichen eines möglichen gewalttätigen Ausbruchs des Gegenübers zu erspüren.
Anzeichen können sein:

- gesteigerte Unruhe
- Körperspannung
- schnelleres Atmen, Muskelzucken
- ärgerlicher Gesichtsausdruck
- angespannte Gesichtszüge
- verbal ausgedrückte Unzufriedenheit
- Kommunikationsverweigerung
- lautes bzw. erregtes oder schnelles Sprechen mit erhobener Stimme oder in hoher Tonlage
- irritierende Bewegungen.

Oft ist es möglich, einen erregten oder aufbrausenden Menschen noch zu beruhigen. Das Gespür für Gefahrensituationen entsteht durch Fachwissen der AltenpflegerInnen und Erfahrung. Grundsätzlich ist es wichtig auf seine eigenen Gefühle im Moment und in der Situation zu achten und entsprechend wachsam zu sein. Aggressives Verhalten kann leicht entstehen, wenn der Pflegende sich in folgenden Situationen befindet:

- die pflegende Person wird nicht wiedererkannt
- das Schamgefühl der zu pflegenden Person ist verletzt
- der zu Pflegende ist durch eine Situation überfordert
- die Person bekommt Angst vor etwas oder jemand
- die Person fühlt sich angegriffen oder gereizt.

5

Es ist wichtig zu wissen, dass dies **potenzielle Gefahrenmomente** sind und Wachsamkeit angezeigt ist, um eine Eskalation zu verhindern. Bei entsprechender Persönlichkeitsstruktur können entsprechend provozierende Ereignisse zu gewalttätiger Eskalation führen.

5.3.2 Eingreifen (Intervention)

Intervention oder Eingreifen in Krisensituationen gehört zum professionellen Verhalten von AltenpflegerInnen. Es bedeutet, sich aus gewaltvollen Situationen nicht heraus zu halten, sondern die **Verantwortung** zu **übernehmen**, Gewalt oder Aggression einzuschränken bzw. zu beenden. Viele scheuen aus Unsicherheit ein direktes Eingreifen, es wird ihnen häufig sogar davon abgeraten. Doch im Sinne ihrer **Fürsorgepflicht** ist es Aufgabe der Pflegenden, einzugreifen, um ein Opfer zu schützen und einem Täter klare Grenzen zu setzen.

 Tipps für die Praxis

▶ Professionelles Verhalten in einer Krisensituation bedeutet, **auf den Gewalttäter zuzugehen** und zu versuchen, mit diesem in Kontakt zu kommen. **Das heißt, ihn von seinem Opfer abzulenken.**

Intervention in einer Krisensituation ist immer situationsabhängig, doch es gibt grunsätzliche Schritte, die dabei beachtet werden können.

■ *Schritte der Intervention*

1. Einschätzen der Situation
Wer eine gewaltvolle Situation wahrnimmt, sollte sich nicht kopflos hinein stürzen und möglicherweise die Gefahr für alle Beteiligten noch vergrößern, sondern versuchen, mit wenigen Beobachtungen die Situation für sich einzuschätzen:

- Wer ist der Aggressor?
- Wie stark ist der Aggressor?

- Muss ich andere schützen?
- Wie kann ich mich schützen?
- Wie kann ich die Situation beenden?
- Brauche ich Hilfe?

2. Zugehen auf Gewalttäter

Der zweite Schritt für eine eingreifende Pflegekraft heißt in einer akut gewaltvollen Situation immer, die Aggression auf sich zu ziehen und Kontakt zum Täter aufzunehmen. Also den Gewalttäter **von seinem Opfer ablenken** und in seiner Aufmerksamkeit hin zum Eingreifenden lenken. Dies kann geschehen

- durch Bemerkungen
- durch Handlungen.

Das Ablenken ist solange nötig, bis der Gewalttäter von seinem Opfer ablässt. Beispielsweise kann Rufen und namentliches Ansprechen ablenken: „Herr X. lassen sie ihn in Ruhe". Diese Worte laut, bestimmt aber nicht schreiend so oft wiederholen und versuchen, dabei in Augenkontakt mit dem Täter zu kommen, bis dieser hört. Es ist nicht nötig, sich dem Gewalttäter zu nähern, er könnte sich bedroht und eingeengt fühlen und noch gewalttätiger werden lassen.

Fallbeispiel

Herr Krause schlägt mit seinem Gehstock auf seinen Zimmernachbarn Herrn Lesser ein. Altenpflegerin Kerstin hört den Lärm und rennt in das Zimmer. Herr Krause steht schreiend am Tisch und haut mit dem Gehstock um sich, der sitzende Herr Lesser blutet am Kopf. Kerstin bleibt in der offenen Tür stehen und unterbricht laut. Sie ruft: „Sofort aufhören, Herr Krause!" Sie wiederholt ihre Forderung und hebt kräftig die Stimme, um ihn zu erreichen.

Sie geht seitlich in das Zimmer und versucht den Blickkontakt auf sich zu lenken. „Hier bin ich, sehen Sie mich an, Herr Krause!" Sie versucht dies gegebenenfalls öfter, bis sie mit ihm in Augenkontakt kommt. Sie versucht, den Augenkontakt zu halten. Sie bewegt sich in einem sicheren Abstand seitlich, damit er von seinem Opfer ablässt und sich ihr weiter zuwendet.

5

In diesem Fallbeispiel wird die **Taktik** der Altenpflegerin deutlich:

- Sie wendet sich nicht sofort dem Opfer zu, sondern versucht, den Gewalttätigen von seinem Opfer **abzulenken** und die Aufmerksamkeit auf sich zu ziehen („**Weglotsen**").
- Dabei bewegt sie sich in einem **sicheren Abstand** seitlich, um ihn in den **Augenkontakt** zu bringen und sich selbst nicht in Gefahr zu bringen.
- Auf **keinen** Fall geht sie in **Körperkontakt** mit dem Gewalttäter.
- Sie lässt die **Zimmertür offen**, um Hilfe rufen zu können.
- Im weiteren Verlauf versucht sie, den **Kontakt zu halten** und **Hilfe für das Opfer** zu holen.

Fortsetzung Fallbeispiel
Kerstin geht weiter in das Zimmer und redet beruhigend mit Blickkontakt auf Herrn Krause ein und zwingt ihm ein Gespräch auf: „Genug! Was ist denn los, Herr Krause, erzählen sie mir, was sie so wütend macht!" Als er sich endlich auf sie einlässt, kann sie ihn auffordern, den Gehstock hinzulegen und sich zu setzen. Sie hat sich in die Ecke gesetzt. „Setzen Sie sich erst einmal, Herr Krause." Er steht unschlüssig, sie wiederholt beruhigend ihre Worte, bis er schließlich darauf eingeht und sich aufs Bett setzt. Jetzt ruft Kerstin ihre Kollegin Anja, die im Flur stehen geblieben ist, zur Hilfe: „Anja, kümmere dich bitte um Herrn Lesser".

Ebenso wichtig, wie sich um den Täter zu kümmern, ist es, das Opfer nicht allein zu lassen. Doch es geht auf keinen Fall, dass die Person, die den Täter betreut und begleitet, sich parallel um das Opfer kümmert. Dies könnte beim Gewalttäter sofort neue Aggression hervorrufen. Die offene Zimmertür bietet die Chance, weitere Hilfe zu rufen und einzubeziehen, sie sollte andere Pflegende jedoch nicht dazu verleiten, selbstständig in das Geschehen einzugreifen.

Wichtiger ist es, dass sich jemand wie die Kollegin Anja bereit hält, einzugreifen und dafür sorgt, dass Zuschauer die Szene verlassen. Im Fallbeispiel sollte Anja andere Bewohner ruhig aber bestimmt auffordern, nicht an der Zimmertür zu stehen, sondern in ihre Zimmer zu gehen.

Tipps für die Praxis

▶ Dem Täter die „Waffe" nicht wegnehmen, sondern ihn dazu bringen, dass er sie selbst weg legt.

3. Die Situation beenden

Wenn es möglich wird, dass der Gewalttäter von seinem Opfer ablässt, ist ein kurzes Gespräch auf gleicher Ebene (also möglichst **beide** sitzend oder stehend), wichtig, um die Aggression ausklingen zu lassen. Das Gespräch zur Frage „was ist passiert?" sollte nicht länger als 5 bis 10 Minuten dauern. Danach ist dem Gewalttätigen die Möglichkeit zum Rückzug einzuräumen, z. B. durch Angebote wie

- „Möchten Sie jetzt allein bleiben?"
- „Wollen sie erst einmal Luft holen im Garten?"
- „Wollen wir eine Runde Spazieren gehen?" „... in die Cafeteria gehen?".

Erst viel später ist eventuell ein Gespräch über die Situation mit allen Beteiligten angemessen.

Gespräche (☞ 5.4) sind von den Gesprächsführenden gut vorzubereiten und kurz zu halten, um das Verständinis und die Aufmerksamkeit der Betroffenen nicht zu überfordern. In der Regel sind 15 bis 20 Minuten hierfür ein gutes Maß. Es ist wichtig, dass das Gespräch strukturiert und themenorientiert verläuft, deshalb ist ein Vorbereitungszettel für die gesprächsführende AltenpflegerIn sinnvoll. Folgende Notizen zu Gesprächsinhalten könnten wichtig sein:

- Was ist passiert?
- Warum ist es geschehen? (Sicht des Betroffenen)
- Welche Folgen hat die Tat? (für das Opfer, den Täter, andere Beteiligte)
- Was ist zu tun, damit es nicht erneut passiert?
- Festlegungen, erneute Gesprächstermine.

 Falls die oben genannten Schritte und ein Gespräch nicht möglich sind, ist es notwendig, dem Gewalttäter **klare Miss-**

billigung für seine Tat auszusprechen und Konsequenzen mitzuteilen. Ihm ist in jedem Fall für die Bewältigung der Thematik eine Vertrauensperson zur Seite zu stellen.

■ *Intervention bei Verwirrten*

Werden Demenzkranke oder verwirrte alten Menschen gewalttätig, müssen AltenpflegerInnen selbstständig in der Lage sein, **aktuell auslösende Faktoren** für die Gewaltsituation zu lokalisieren und auszuschalten (☞ 1.2.3).

In einer Gewaltsituation reagieren auch Verwirrte auf Ansprache und Gespräch wie im oben aufgeführten Fallbeispiel. Sie brauchen anschließend gesonderte Aufmerksamkeit und Möglichkeiten zum Aggressionsabbau durch **Entspannungsmöglichkeiten** z. B. im Garten, Bett oder Snoezelenraum (☞ 1.2.5) oder **körperliche Aktivität**. Auch hierfür wird der Zeitaufwand von AltenpflegerInnen häufig überschätzt, bereits nach 10–15 Minuten Aktivität sind alte Menschen häufig sehr erschöpft und von einem Thema völlig abgelenkt.

 Tipps für die Praxis

Aktivität zum Aggressionsabbau für Verwirrte

Folgende Bewegungen können durch **Vormachen** und auffordern zum **Mitmachen** (Zeit 10–15 Minuten) zum Abbau von aktuell angestauter Aggression beitragen:

▶ Kräftiges „In-die-Hände-Klatschen"
▶ Aufstampfen mit den Füßen
▶ Lautes Rufen: Ho, Ho, Ho, Leute, Leute (dieses mehrmals wiederholen)
▶ Lautes Schimpfen, z. B. mit Worten, die von Betroffenen häufig benutzt werden: „Lass mich in Ruh!", „Dumme Liese!", „Das geht zu weit!", „Verflixtes Bettgestell". Die Worte im Rhythmus wiederholen, evtl. energisch danach gehen
▶ Lautes Singen und evtl. kräftiges, begleitetes Gehen in Rundgängen (Marschrhythmus), z. B. „Das Wandern ist des Müllers Lust ..."

- Kegeln, Boxen gegen Punchinbälle
- Mit Schaumstoffstöcken (-schwertern) auf eine Unterlage (Bett) schlagen
- Angeleitete Atemübungen je nach Möglichkeit im Sitzen oder Stehen.

5.4 Handeln nach gewaltvollen Situationen

Nach gewaltvollen Situationen ist eine Auseinandersetzung mit den Beteiligten notwendig und sinnvoll. Ein Gespräch mit dem Opfer allein und mit dem Täter allein kann ein Unbeteiligter oder derjenige führen, der in die Situation eingegriffen hat.

5.4.1 Regeln im Erstgespräch

■ Zuhören

Wichtig ist es in der **Nacharbeit** einer gewaltvollen Situation, dass der Zuhörer dem Gegenüber genug Zeit gibt, damit er alles sagen kann oder über alles sprechen kann, was ihm wichtig erscheint, ohne dass er unterbrochen wird.

Für den Zuhörer ist es wichtig, eine klare **Gesprächsstruktur** zu haben, genau zuzuhören und sich nicht von eigenen Gefühlen ablenken zu lassen. Durch das Zuhören können Ärger und Zorn aufsteigen. Er kann das Gegenüber quasi in die Schublade „Opfer" oder „Täter" kategorisieren. Möglich ist auch, dass er einfach nicht darauf vorbereitet oder nicht bereit ist, zuzuhören. Sich dies bewusst zu machen und solchen Motiven gegen zu lenken, begünstigt adäquates Zuhören und korrekte Wiedergabe des Gehörten.

Es ist unbedingt erforderlich, sich für ein Gespräch nach einem gewaltsamen Konflikt einen **ruhigen Ort** auszusuchen, an dem das Gespräch ungestört möglich ist. Auch der **Zeitfaktor** spielt eine wichtige Rolle. Grundsätzlich sind zu lange Gespräche zu vermeiden und ein klarer Zeitrahmen von maximal 45 Minuten anzugeben, damit gerade alte Menschen nicht überfordert werden. Ebenso wichtig ist es, auf Gewalttaten durch ein Gespräch bald zu reagieren. Der Zusammenhang zwischen Tat und Sanktion darf für einen Täter nicht verloren gehen.

Während des Gespräches ist es wichtig, die **Körpersprache** des anderen zu beobachten. Günstig wirkt sich auf die Zuhörerhaltung aus, Augenkontakt zu halten. Dies zeigt, dass aufmerksam zugehört wird. Doch der Blickkontakt sollte kein starres Ansehen sein, sondern wechseln. Günstig ist es auch, dass die Gesprächspartner sich auf gleicher Höhe gegenüber sitzen. Das bedeutet, dass die Sitzgelegenheiten gleich hoch sind. So werden keine Über- oder Unterordnungsverhältnisse suggeriert.

Wichtig ist es, auf den eigenen **Gesichtsausdruck** zu achten. Die Ablehnung einer Handlung sollte sich nicht im Gesichtsausdruck spiegeln. Einfühlungsvermögen, Empathie und Verständnis sollten durchaus gezeigt werden.

Entstehen Pausen, ist es nicht günstig, sofort einzuhaken und zu sprechen. Es kann sinnvoll sein zu warten, bis der andere sich gesammelt hat und weiter reden kann. Erst wenn der Gesprächspartner wirklich aufgehört hat zu sprechen, sollte der Zuhörer reden.

■ Antworten

Bevor geantwortet wird, ist es wichtig, zu überlegen und sich zu versichern, dass alles richtig gehört und verstanden wurde. Dabei ist auch Klarheit über die Gefühle des anderen wichtig. Was gehört, bzw. verstanden wurde, sollte zusammengefasst kurz **wiederholt** werden.

Das Gehörte kann durch gezielte Fragen ergänzt werden, um sich über die Fakten klar zu werden.

Es können **offene** oder **geschlossene Fragen** gestellt werden.

- Bei den offenen Fragen kann der Gesprächspartner weiter ausholen. Beispielsweise ist es besser offen zu formulieren: „Erzählen Sie bitte, was ihnen passiert ist", statt die geschlossenen Frage zu stellen: „Sie sind von Herrn G. angegriffen worden?".
- Bei geschlossenen Fragen, die nur mit „ja" oder „nein" beantwortet werden können, besteht die Gefahr, dass dem Gegenüber eine Antwort in den Mund gelegt wird.

Die Frage nach dem „warum" kann das Gegenüber in die Position bringen, es sei eine Erklärung oder Entschuldigung nötig. Dies kann ungünstig wirken. Dennoch lässt sich ohne ein direktes „warum" herausfinden, weshalb Gewalt angewendet wurde.

Eigene Bewertungen, Beurteilungen und Verurteilungen sollten vermieden werden. Nicht immer lassen sich nach einem Gespräch sofort die Tragweite und das Ausmaß der Situation voll erfassen. Wichtig ist es für den Gesprächsführenden, vertrauenswürdig, vertrauensvoll, ehrlich und authentisch zu sein.

5.4.2 Umgang mit Gewalttätern

Grundsätzlich gilt es, eine gewalttätige Handlung oder aggressives Verhalten **offen** zu **machen** statt sie zu übersehen oder zu tabuisieren. Das gilt für die unterschiedlichsten Formen von Gewalt genauso wie für unterschiedliche Tätergruppen. Das **Ansprechen** einer Gewalttat oder Aggression sollte jedoch immer durchdacht und im Team geplant sein. Nicht hilfreich und selten sinnvoll für die **Nachbearbeitung** sind spontane Reaktionen oder Aktionen einzelner Mitarbeiter. Erst durch gezieltes Ansprechen, Klären und Bewerten einer Situation besteht die Möglichkeit, **Grenzen** zu **setzen** und weitere Gewalt zu verhindern.

5

■ Umgang mit alten Menschen als Täter

Wenn alte Menschen in Alten- oder Pflegeheimen bzw. während der häuslichen Pflege gewalttätig wurden, sollte unbedingt ein **Gespräch** mit ihnen gesucht werden, wenn dies möglich ist und der Gewalttätige dazu bereit ist.

Zu dem Gespräch ist schnellstmöglich, z. B. einen Tag später, durch eine leitende MitarbeiterIn (PflegedienstleiterIn), die auch das Gespräch führt, gezielt einzuladen. Bei diesem Gespräch sollten maximal drei Personen anwesend sein:

- der gewalttätige alte Mensch
- eine dem alten Menschen freundlich zugewandte Vertrauensperson, um diesem parteiische Unterstützung an die Seite zu geben

- die Bereichs-, Heim- oder Pflegedienstleitung als Autoritätsperson und Vertretung der Pflegenden (nicht die beteiligten Pflegenden oder gar das Opfer selbst).

 AltenpflegerInnen sollten sich darüber im Klaren sein, dass ein Gespräch über gewalttätiges Verhalten ein hochsensibles Thema ist. Auch wenn Täter dies nicht zeigen können, schämen sie sich, fürchten, bloß gestellt zu werden, oder haben keine adäquate Ausdrucksform für den Umgang mit ihrer eigenen Aggression.

Hilfreich ist es, das Gespräch

- vorher gut zu strukturieren, z. B. auf einem vorbereiteten Zettel
- themenorientiert zu reden
- die gewaltvolle Handlung klar zu **benennen**
- aufzuzeigen, dass der Täter einen anderen verletzt hat
- **klare Missbilligung** der Tat auszusprechen
- **Einsicht** in das Fehlverhalten des Täters zu **unterstützen**
- **freiwillige Verhaltensänderungen** anzuregen und gemeinsam Unterstützungsangebote dafür zu finden
- deutlich zu machen, dass alle MitarbeiterInnen **informiert** werden
- **Konsequenzen bei Wiederholung** zu nennen, z. B. dass auch alle Bewohner über die Handlung informiert werden, um sie vor erneuten Übergriffen zu schützen
- das Gespräch auf höchstens 20 Minuten zu beschränken.

Tipps für die Praxis

▶ Ist ein Gewalttäter nicht zum Gespräch bereit, ist es trotzdem wichtig, auf ihn zuzugehen, um eine deutlichen Missbilligung seiner Tat auszusprechen und Konsequenzen bei Wiederholung zu benennen.

▶ Einem gewalttätigen alten Menschen in jedem Fall eine Vertrauensperson zur Bearbeitung dieses Themas zur Seite stellen.

Alle **Pflegenden** sind über das Geschehen und den Gesprächsverlauf zu **informieren,** damit sie den betreffenden alten Menschen **im Auge behalten** und seine Verhaltensweisen genau **beobachten,** um in gefahrvollen Situationen rechtzeitig präventiv einschreiten zu können.

Auch **Mitbewohnern** gegenüber sind wiederholte gewaltvolle Handlungen oder Aggressionen einer Person offen zu machen, damit sie Möglichkeiten haben und sich **ermutigt** fühlen, gewaltvolle **Übergriffe zu melden.**

 Nicht sinnvoll ist es, Gespräche zu führen, wenn es sich bei Gewalttätern um verwirrte alte Menschen handelt. Hier steht die Gewaltprävention durch das Erkennen und Vermeiden auslösender Faktoren durch das Personal im Vordergrund (☞ 1.2.3).

5

Verwirrte alte Menschen können ihr Unbehagen und Störungen selten benennen, wenn keiner dies für sie tut, werden sie immer wieder in aggressive Verhaltensweisen zurück fallen.

Doch **in** der Situation einer Gewalttat reagieren auch verwirrte alte Menschen auf Ansprachen (☞ 5.3.2) und brauchen anschließend gesonderte Aufmerksamkeit.

Bei verwirrten gewalttätigen alten Menschen müssen MitarbeiterInnen in der Lage sein, selbstständig auslösende Faktoren für gewalttätiges Verhalten zu lokalisieren und zu beheben.

■ *Umgang mit Angehörigen von gewalttätigen alten Menschen*

Grundsätze

- Im Umgang mit Angehörigen und Pflegebedürftigen ist es immer wieder notwendig, Kompromisse zu schließen und sensibel auf sie einzugehen.
- Im häuslichen Umfeld sollten Gewohnheiten und die Umgebung des Angehörigen möglichst wenig verändert werden.
- Wichtig ist es zu lernen, mit Problemen umzugehen, die durch Eindringen in ein festes Familiengefüge entstehen.

- Einheitliches Auftreten von Mitarbeitern aus dem Pflegebereich ist notwendig.
- Bei unlösbaren Konflikten mit pflegenden Angehörigen und Pflegebedürftigen einen Wechsel des Pflegeteams oder der Pflegenden in Erwägung ziehen, evtl. auch einen Wechsel der Institution möglich machen.

In erster Linie haben Pflegende jedoch die Aufgabe, Konflikte offen zu machen und das konstruktive Gespräch mit allen Beteiligten zu suchen.

Gesprächsregeln

Wenn alte Menschen in Alten- oder Pflegeheimen bzw. während der häuslichen Pflege gewalttätig wurden, sollten MitarbeiterInnen unbedingt die Möglichkeit eines Gespräches mit Angehörigen suchen. Dazu ist ein Angehöriger gezielt einzuladen.
Bei diesem Gespräch sollten maximal vier Personen anwesend sein:

- der Angehörige
- der Gewalttätige, wenn dies möglich und er dazu bereit ist; ansonsten ist er zumindest über den Gesprächstermin zu informieren
- eine dem Angehörigen freundlich zugewandte Vertrauensperson, um diesem parteiische Unterstützung an die Seite zu geben; das kann eine AltenpflegerIn sein, zu der der Angehörige guten Kontakt hat, aber auch eine selbstgewählte Person
- die Bereichs-, Heim- oder Pflegedienstleitung als Autoritätsperson und Vertretung der Pflegenden, nicht die beteiligten Pflegenden oder gar das Opfer selbst.

Immer sollten Pflegende sich darüber im Klaren sein, dass ein Gespräch über gewalttätiges Verhalten von und mit Angehörigen in der Regel ein hochsensibles Thema ist. Angehörige schämen sich, fürchten, bloßgestellt zu werden oder haben dieses Thema bisher tabuisiert, weil oft Gewalt zur **Geschichte der Familie** gehört.

Gesprächsablauf

- Die einladende Leitungsperson **informiert** über das Geschehen.
- Weiterhin sollte sie **erfragen**, ob zu Hause bereits **ähnliche** Handlungen vorgefallen sind. Dabei signalisiert der Gesprächsführende, dass man dem alten Menschen **helfen** möchte. Es geht darum, **Gründe** zu **finden,** die den alten Menschen **aggessiv machen.**
- Wichtig ist, dass der Angehörige nicht das Gefühl bekommt, zurechtgewiesen zu werden oder selbst den Gewalttäter zurechtweisen zu müssen. Ziel ist eine Klärung des Vorfalls.
- Da Angehörige über die Informationen sehr schockiert und beschämt sein können, ist es hilfreich für sie, wenn der Gesprächsführende das **Angebot** macht, ihnen für weitere Gespräche und zur Unterstützung **zur Verfügung zu stehen.**

Beispielsweise kann die gesprächsführende Mitarbeiterin behutsam erfragen:

- Wie war die Lebenssituation des alten Menschen?
- Wie hat der alte Mensch zu Hause auf Belastungen reagiert?
- Kennen Sie solche Situationen? Erzählen Sie davon.

Auf diesem Wege erfahren Pflegende, welche Intervention möglich ist oder sich bereits bewährt hat. Es gelingt auf diese Weise, die Angehörigen in eine miteinander abgestimmte Intervention einzubeziehen, statt sie zu beschämen.

 Ziel eines Gespräches mit Angehörigen sollte sein, gemeinsame Lösungswege zu finden, um gewaltfördernde Situationen auszuschließen.

■ *Umgang mit pflegenden Angehörigen als Täter*

Auch hier gilt als oberster Grundsatz, das Geschehene **offen** zu **machen.** Es gilt, den Verdacht oder die gewaltvolle Handlung **zu benennen** und die **Konfrontation** mit dem Gewaltausübenden nicht zu scheuen. Doch auch in diesem Fall bedarf eine Intervention genauer Vorplanungen, damit es gelingt, **gemeinsam Lösungswege** zu finden.

Grundsätze (in Anlehnung an: Kindesmisshandlung. Erkennen und Helfen. Kinderschutzzentrum Berlin, Herausgeber: Bundesministerium für Familie und Senioren, Bonn 1992):

„Wer helfen und schützen will, muss wissen, dass Beschuldigungen und und Drohungen selten weiterhelfen. Tragfähiger als jeder Zwang und jede Kontrolle erweist sich das **Prinzip der Freiwilligkeit**. Dieses Prinzip der Freiwilligkeit ist nur bei Lebensgefahr eines Betroffenen zu durchbrechen."

Weil sich Gewalttaten als komplexe Konflikt- und Beziehungsstruktur in einer Familie entwickeln, ist auch nur mit vielseitiger Hilfe weiterzukommen, die der Lage der Familie, des Betroffenen und der Helfer angepasst ist. Nur so kann vermieden werden, dass Hilfestellungen abgewiesen und Gefährdungen für einen betroffenen alten Menschen verstärkt werden.

Schritte des Eingreifens

Offen machen eines Verdachtes oder einer Beobachtung heißt, die Beobachtung oder Meldung Außenstehender im Team der Pflegenden sofort zu benennen und zu dokumentieren sowie nach eingehender Beratung im Pflegeteam gegenüber den Angehörigen anzusprechen. Auch hier sollte wiederum besser eine außenstehende leitende PflegemitarbeiterIn um ein **Erstgespräch** in der Familie bitten.

Vor dem Gespräch sollten folgenden **Informationen vorbereitet** sein (ebenfalls aus: Kindesmisshandlung. Erkennen und Helfen. Kinderschutzzentrum Berlin, Herausgeber: Bundesministerium für Familie und Senioren, Bonn 1992):

- „Welche Informationen gibt es über die Familie?
- Von wem kommen die Informationen?
- Weiß die Familie von der Meldung?
- Kann der Melder genannt werden?
- Mit welchen Zielvorstellungen wird das Gespräch gesucht?
- Was kann die Gesprächsführende als Brücke zur Familie nutzen?"

Tipps für die Praxis

▶ Seien Sie der Familie gegenüber **offen**
▶ Arbeiten Sie nicht mit Tricks oder Lügen oder versteckten Andeutungen.

Offen sein bedeutet für den Gesprächsführenden, deutlich mitzuteilen:

- wer Sie sind und in welcher Funktion Sie kommen
- warum das Gespräch stattfindet
- welches Interesse Sie haben
- wie Sie arbeiten und Unterstützung anbieten.

Unbedingt zu **vermeiden** sind:

- lange Gespräche
- mehr Ratschläge, als die Angehörigen annehmen können und wollen
- Interpretationen des Gesagten und Erlebten
- Erklärungsversuche
- die Worte Misshandlung oder Gewalt, weil es im Erstkontakt eine zu starke Konfrontation bedeuten kann.

Es ist **nicht sinnvoll,**

- im Gespräch nach Tätern zu fahnden oder die Misshandlung in den Vordergrund des Gespräches zu stellen.
- ausgedehnte Gespräche über Verletzungen oder vermutetet Gewalt zu führen
- während des Gespräches zu versuchen, über den Pflegebedürftigen Informationen zu bekommen.

 Tipps für die Praxis

Fragen Sie **nicht**, wie es zu bestimmten Verletzungen gekommen ist.
Vermeiden Sie Ansprachen wie:

▶ Ich bin hier, um mit Ihnen über die Misshandlungen zu sprechen, die wir beobachtet haben

▶ Wir sind informiert worden, dass Sie gewalttätig gegenüber Ihrem Angehörigen geworden sind

▶ Wie ist es zu den Verletzungen gekommen?

Sinnvoll ist es, die Person, von der etwas in Erfahrung gebracht werden soll, direkt anzusprechen und **mit ihr über die Pflegesituation** zu reden.

Ziel des Erstkontaktes sollte es sein, eine **Brücke** zur Familie zu finden und Vertrauen aufzubauen. Es ist deshalb **sinnvoll,** folgende Bereiche im Erstkontakt anzusprechen: **Aktuelle Lebenssituation** der Beteiligten sowie **Schwierigkeiten und Probleme**, die durch die Pflegebedürftigkeit entstehen.

Fallbeispiel
Altenpflegerin Katarina hat sich als Leiterin des ambulanten Pflegedienstes zum Besuch der pflegenden Tochter des Herrn Sauer angemeldet. Die Tochter lebt mit ihrem Mann, zwei Kindern und ihren Eltern im Einfamilienhaus. Von Nachbarn wurde der Pflegedienst darauf aufmerksam gemacht, dass ihr Vater, Herr Sauer, abends häufig schreit. Die MitarbeiterInnen des Pflegedienstes haben in den vergangenen Tagen über Hämatome an Armen und Beinen von Herrn Sauer berichtet. Katarina sagt nach einem einführenden Gespräch zur Tochter: „Wir wissen, dass ihr Vater Verletzungen hat, die er sich nicht selbst zugefügt hat. Wir wissen, dass in schwierigen, belastenden Pflegesituationen ein Mensch verletzt werden kann, weil es mit ihm Probleme gibt. Darüber möchte ich mit Ihnen sprechen und sehen, ob wir Ihnen helfen können."

Erst wenn sich eine vertrauensvolle Beziehung anbahnt, sind **nachfolgende Gespräche,** die **Veränderungen und Klärungen** zum Ziel haben, sinnvoll. So wird es für eine Familie leichter, Hilfsangebote zu akzeptieren. Erst in diesen weiteren Gesprächen ist es möglich, dass Gewalt benannt wird und Hilfsangebote besprochen und genutzt werden können.

Unterstützungsangebote
Auch hier gilt wieder, eine Familie nicht mit Angeboten zu überladen, sondern zu ergründen, was sie wahrnehmen und nutzen können. Wenige systematische Hilfen können sinnvoller sein als viele oberflächliche Angebote, die nicht durchgehend zur Verfügung gestellt werden können. Es ist wichtig, die Ressourcen der Familie selbst zu berücksichtigen und die Angehörigen durch Angebote nicht zu entmündigen.

Im Gespräch ist entscheidend, dass der **Sinn** der Angebote als Entlastung für die Familie deutlich wird und Entscheidungen getroffen werden können, welche Möglichkeiten von der Familie genutzt werden.

Angebote sollten stützenden, nicht kontrollierenden Charakter haben und drei Bereiche berücksichtigen:
- direkte Entlastung von Pflege- und Versorgungstätigkeiten
- materielle Unterstützung
- beratende Unterstützung durch z. B. Gesprächsangebote, Schulungen.

Pflegende sollten Gespräche in einer Familie immer mit einer **Zusammenfassung** beenden. Dabei werden erwähnt:
- die wesentlichen Gesprächsinhalte
- nächster Gesprächstermin
- Rhythmus von Gesprächsterminen für eine Zwischenbilanz
- Angebot an die Familie, sich auch außerhalb des Termins an die Gesprächsführende zu wenden
- Übergabe von Name, Telefonnummer und Zeiten der Erreichbarkeit der Gesprächsführenden.

Zwischenbilanz bedeutet, nach einem angemessenen Zeitraum von vier bis sechs Wochen bzw. vier bis sechs Gesprächen gemeinsam zu überprüfen,

- ob die Situation für den pflegebedürftigen alten Menschen und die pflegenden Angehörigen verändert werden konnte und dabei klar zu benennen, woran dies **erkennbar** ist
- ob die **Hilfsangebote angenommen** wurden
- welche **Probleme** aus der Sicht der Familie und der Sicht der Gesprächsführenden **weiterhin** bestehen
- welche **Perspektiven** sich für den Pflegebedürftigen **entwickeln**
- wie der **Kontakt** zwischen professionellen Helfern und der Familie **einzuschätzen** ist
- welche **neuen Maßnahmen** zu ergreifen sind.

Ergibt sich an irgendeinem Punkt des Familienkontaktes die Notwendigkeit einer **außerfamiliären Unterbringung** des Pflegebedürftigen, so ist dies **in aller Offenheit** zu besprechen und zu überprüfen, ob diese

5

- dauerhaft
- langfristig oder kurzfristig erfolgen soll.

Bei **Krisensituationen** in Familien sollten Fachberatungen beim Amt für Soziale Dienste ebenso zur Klärung hinzugezogen werden wie die Möglichkeiten zur Beratung durch die Abteilung Altenhilfe bei der Behörde für Arbeit, Gesundheit und Soziales.

Ist eine **Trennung** des Pflegebedürftigen von der Familie erforderlich, sind Vorstellungen und Erwartungen des Pflegebedürftigen ebenso zu berücksichtigen wie die der Familie. Doch steht in erster Linie die Sicherheit des Pflegebedürftigen im Vordergrund. Die Trennung muss gut vorbereitet und begleitet werden, wobei auch wichtig ist, die pflegenden Angehörigen von Schuldgefühlen zu entlasten.

Ist eine Fremdunterbringung nicht zu vermeiden, sollte diese in aller Offenheit mit allen Beteiligten geplant werden.

■ *Umgang mit Pflegenden als Täter*

Grundsätze

Im Rahmen ihrer Fürsorgepflicht haben alle MitarbeiterInnen einer Pflegeeinrichtung die Pflicht, beobachtete Gewalttaten oder -äußerungen den nächsthöheren **Vorgesetzten** unverzüglich zu **melden**.

Wenn jemand gewaltvolles Verhalten einer KollegIn beobachtet, ist es natürlich auch in jedem Fall sinnvoll, diese Person selbst anzusprechen und dafür zu sorgen, dass die Handlung oder bestimmte Verhaltensweisen **im Team offen** gemacht werden, um darüber zu diskutieren und dies zu missbilligen. Diese Ansprache schließt jedoch eine Weitermeldung an Vorgesetzte nicht aus. Wenn AltenpflegerInnen sich scheuen, selbst Fehlverhalten anzusprechen, weil sie sich einer Konfrontation nicht gewachsen fühlen, sollten sie jedoch immer den Weg der offiziellen Meldung gehen. Falsch verstandene Kollegialität und Vertuschen von Fehlverhalten hilft dem Täter oder der in Verdacht geratenen Person nicht. Damit wird im Gegenteil eher Verständnis für ein Verhalten signalisiert, das in keiner Weise geduldet oder akzeptiert werden darf. **Verschweigen ist keine Hilfe.** Erst durch klares Benennen von Aggression, Gewalt oder Misshandlung kann es möglich werden, Wiederholungen auszuschließen und Gefahren zu unterbinden. Nur so kann ein Täter ebenso wie das Opfer echte Unterstützung bekommen und eine Eskalation von Gewalt verhindert werden.

Gewaltvolle **Handlungen zu melden**, heißt für Pflegende, ihre Fürsorgepflicht gegenüber alten Menschen ernst zu nehmen. Pflegeeinrichtungen sollten die Pflicht zur Meldung von beobachteten Gewalttaten oder -äußerungen zu einem Gebot für alle MitarbeiterInnen machen und dieses Gebot regelmäßig wiederholen und diskutieren.

Ist ein Verdacht auf Misshandlung alter Menschen durch Pflegende aufgetreten oder eine gewaltvolle Handlung beobachtet bzw. gemeldet worden, ist die schnelle **Konfrontation** des Täters mit seiner Handlung unerlässlich. Hierzu bedarf es der offiziellen Mitteilung eines Termins für ein **Mitarbeitergespräch** durch die Pflegedienstleitung oder einen anderen Vorgesetzten. Immer ist dieses Gespräch aktenkundig zu machen, d. h. das **Protokoll** des Gespräches gehört in die Personalakte.

In dem Gespräch sollten folgende Personen anwesend sein:

- Pflegedienstleitung als Vorgesetzte, evtl. Wohnbereichsleitung
- Person, die in Verdacht einer gewaltvollen Tat gekommen ist
- Person des Vertrauens für die in Verdacht geratene Person, z. B. Mitglied des Betriebsrates, Mitarbeitervertreter.

Gute, themenorientierte **Vorbereitung des Gespräches** schafft auch hier klare Gesprächsstrukturen.

- Das Gespräch soll einerseits die Beobachtung oder die gewaltvolle **Tat klar benennen.** Dabei sind die Begriffe Aggression, Gewalt und Misshandlung nicht zu scheuen.
- Zur **Klärung des Vorganges** ist dem Beschuldigten die Möglichkeit zu geben, seine Sichtweise des Vorganges darzustellen, wobei die Befragung sich nur **begrenzt auf Ursachen konzentrieren** sollte.
- Die Gesprächsteilnehmer müssen sich darüber im Klaren sein, dass es in keiner Weise um Verständnis für die Tat oder eventuelle Auslöser dafür geht, sondern darum, den Hergang zu **klären** und deutlich zu **missbilligen** sowie **Wiederholungen auszuschließen.**
- Handelt es sich um ein bisher einmaliges Vergehen einers Mitarbeiters, kann das Gespräch auch **Hilfestellungen** für den Mitarbeiter beinhalten.
- Neben der Missbilligung wird dem Mitarbeiter mitgeteilt, dass eine **Auswertung** seines Verhaltens und des Gespräches in seinem Arbeitsteam erfolgen wird.

Der Mitarbeiter wird in jedem Fall über **rechtliche Konseqenzen** informiert. Außerdem werden klare **Zielvereinbarungen** mit dem Mitarbeiter schriftlich festgelegt, z. B.:

- Auflagen zu Beratungsgesprächen, Teilnahme an Schulungen, Entschuldigung bei Opfern oder anderen Betroffenen, z. B. Angehörigen
- Termine für die Berichterstattung und Nachweis durch den Mitarbeiter über festgelegte Maßnahmen
- Termine für regelmäßige Gespräche mit der Pflegedienstleitung
- Einschränkungen in der Tätigkeit, z. B. nicht mehr selbstständig Dienste übernehmen zu können, nur unter Aufsicht zu arbeiten.

Den Mitarbeitern sollte immer deutlich sein,
- dass der **Schutz der alten Menschen** oberstes Gebot in einer Pflegeeinrichtung ist
- dass es **keine Toleranz** gegenüber Gewalttätern gibt
- dass gewalttätige Handlungen sofortige **rechtliche Schritte** wie Kündigung und Anzeige der Körperverletzung zur Folge haben können.

Besondere Aufmerksamkeit

Gewalt durch Pflegende bedarf nach wie vor **verstärkter Aufmerksamkeit** bei Pflegeorganisationen aber auch vor Ort **bei Trägern und Geschäftsführungen** von Pflegeeinrichtungen. Aufmerksamkeit gegenüber diesem Thema kann auf unterschiedliche Weise erfolgen.

1. Wer Gewalt den Kampf ansagt, muss **Präsenz zeigen**, indem dieses Thema in Einrichtungen angesprochen und nicht tabuisiert wird. Viele alte Menschen fühlen sich als nicht gesehen in Pflegeeinrichtungen oder bei ambulanter Pflege, sie haben das Gefühl, ihre kritischen Hinweise finden kein Gehör. Wenn Träger und Leitungen von Einrichtungen jedoch deutlich machen, dass Gewaltbereitschaft von Mitarbeitern für sie ein ernsthaftes zu diskutierendes Thema ist und dass mit aller Deutlichkeit gegen Gewalt vorgegangen wird, entsteht Glaubwürdigkeit und Unterstützung.

2. Besondere **Aufmerksamkeit** in Pflegeeinrichtungen sollte nicht allein gegenüber einem theoretisch abzuhandelnden Thema herrschen, sondern **gegenüber einem Denken in gewaltvollen Strukturen.** Dies kann durch Äußerung oder Handlungen ebenso wie

durch Diskriminierung deutlich werden. Die **Anfänge zu erkennen** und deutlich gegen sie einzuschreiten ist Sache jedes Mitarbeiters, in besonderer Weise aber die der Träger und Geschäftsführungen. Deshalb ist eindeutiges Benennen und Ablehnen von Gewalt sowie Schritte zum wirksamen Vorgehen gegen diese auch in Pflegeleitbildern oder Zielformulierungen von Teams denkbar und notwendig, um glaubwürdig zu sein.

3. **Keine Toleranz** gegenüber Gewalt durch Pflegende kann in jeder Einrichtung auch durch Verbote deutlich werden. Es kann keinem Pflegebereich schaden, zu formulieren, was als Gewalt verstanden und missbilligt wird. So können beispielsweise körperliche oder sprachliche Übergriffe klar abgelehnt werden. Pflegende sollte z. B. alte Menschen keinesfalls mit Süße oder Süßer ansprechen dürfen, ohne dass dies eine Konsequenz hat.

4. **Konsequenz** bedeutet, dass auf Fehlverhalten schnell und angemessen reagiert wird. Die Reaktion bzw. Sanktion sollte für andere MitarbeiterInnen und pflegebedürftige alte Menschen erkennbar sein und ein Zeichen setzen, dass Gewalt in der betroffenen Einrichtung keinen Boden hat. Die Sanktionen sollten nicht allein verbal erfolgen, sondern maßgeschneidert auf einen Täter und sein Verhalten bezogene Konsequenzen haben. Beispielsweise kann dazu gehören, einer Nachtwache den selbstständigen Nachtdienst für einen festgesetzten Zeitraum zu untersagen und Auflagen wie Einzelsupervision zu erteilen.

5. **Positive Initiativen** gegen Gewalt im Arbeitsbereich sollten angeregt werden, sie können von Mitarbeitern ebenso wie von alten Menschen ausgehen und Öffentlichkeitsarbeit und Netzwerke (☞ 5.1.6) einbeziehen. So kann das Thema Gewalt beispielsweise zum Anlass für Teamtage, Einladungen von Fachleuten oder Aktionstagen werden und regelmäßig zur Auseinandersetzung mit dem Thema auffordern.

5.4.3 Umgang mit Opfern

Ebenso wichtig, wie sich um Täter zu kümmern ist es, Opfer gewalttätiger Handlungen nicht allein zu lassen. Doch wie bereits gesagt (☞ 5.3.2) geht es auf keinen Fall, dass die Person, die den Täter betreut oder begleitet, sich parallel auch dem Opfer zuwendet.

Dies könnte beim Opfer Abwehr und Unverständnis und beim Gewalttäter neue Aggression hervorrufen.

■ In der akuten Situation

In der akuten Gewaltsituation ist es wichtig, das Opfer **schützend aus der Situation** zu **holen**.

Die BetreuerIn bleibt bei dem Opfer, solange es von diesem gewünscht wird und nimmt dessen Ängste ernst. Gegebenenfalls sollte einem Opfer im Pflegeheim das Angebot gemacht werden, **im direkten Kontakt** mit den Pflegenden zu **bleiben**, z. B. im Dienstzimmer sitzen zu können oder in die Küche mitzukommen.

Wenn das Opfer verletzt wurde, ist die **verständnisvolle Begleitung** zu medizinischer Versorgung erforderlich.

Gegenüber anderen Personen und Helfern sollte die BegleiterIn **vermitteln** können, also offen machen, was dem Opfer passiert ist und die Ursachen der Verletzung und die Gefühle des Betroffenen gegenüber Helfern benennen.

Ist die gewaltvolle Situation durch einen Mitbewohner im Zimmer ausgelöst, braucht das Opfer ein **Angebot zum Ausweichen** in ein anderes Zimmer. Wenn dies überhaupt nicht möglich ist, sollte das Angebot gemacht werden, die Zimmertür offen zu lassen und dem Opfer **Sicherheit** dadurch zu **vermitteln**, dass es weiß, alle Mitarbeiter, auch der Nachtdienst, sind über den Zwischenfall informiert und werden besonders aufmerksam sein, erneute Gewalt zu verhindern.

■ Reden ist Gold

Opfer brauchen die Möglichkeit regelmäßiger Gesprächstermine mit einer Person ihres Vertrauens. Die **Vertrauensperson** kann eine fachkompetente AltenpflegerIn sein, eine TherapeutIn oder auch der Seelsorger der Einrichtung, wichtig ist, dass diese sich Zeit nehmen kann für das Erstgespräch und nachfolgende Gespräche.

5

Allgemein gilt, gewaltvolle Zwischenfälle in den Wohnbereichen klar zu benennnen und damit von Tabus zu befreien. Es soll und muss darüber gesprochen werden, um anderen auch zu vermitteln, dass Gewalt nicht hingenommen wird und zu klären, warum möglicherweise eine gedrückte Stimmung herrscht. Ebenso müssen andere Bewohner das Angebot bekommen, über gewaltvolle Handlungen zu reden und sich gegen Übergriffe offen zur Wehr setzen.

Es soll keine **Verurteilung** des Täters sondern **der Tat** erfolgen. Deshalb ist für beide, Täter und Opfer, ein Gesprächstermin am nächsten Tag bei einem Leitungsmitarbeiter sinnvoll, bei dem auch die Person anwesend ist, die die Situation beendet hat. Das **kurze** Gespräch sollte zum **Ziel** haben:

- Der Täter entschuldigt sich.
- Die Leitungsmitarbeiterin spricht eine klare Missbilligung für das Geschehen aus.
- Mögliche Konsequenzen werden benannt.
- Eventuell kann Klärung wichtig sein, wie es zur Gewalt gekommen ist.

■ Unerwünschte Hilfe

Es kann die Situation entstehen, dass ein Außenstehender Gewalt vermutet oder beobachtet, dass das Opfer aber keine Hilfe annimmt.

Die bereits zitierte HSM-Studie von Hirsch et al. (1999 ☞ Literaturverzeichnis) zeigt, dass 52,3 % der alten Menschen keine Hilfe erwarten, nachdem sie zu Schaden gekommen sind. Über 31,6 % geben sich selber die Schuld. 5,3 % schämen sich dafür, dass ihnen Gewalt angetan wurde. Fast 30 % vertrauen sich keinem Dritten an.

Diese Zahlen zeigen, wie schwierig es ist, zu helfen, wenn ein großer Teil der Opfer als solches gar nicht in Erscheinung treten will.

In diesem Zusammenhang ist es wichtig, sich vor Augen zu führen und dies auch dem alten Menschen eindrücklich mitzuteilen, dass jeder Mensch, auch der Ältere, **Rechte** hat, beispielsweise das Recht auf

- Privatheit
- Unabhängigkeit
- freie Wahl des Wohnsitzes
- angemessene Lebensqualität
- Sicherheit und Schutz.

Damit steht jedem Menschen auch der Schutz bei erlittenem Unrecht zu. Der Entdecker von Unrecht sollte sich deshalb über seine Rolle und seine Aufgabe im Klaren sein.

Für denjenigen, der Entdecker der Misshandlung oder der Gewalt wird, ist es ganz wichtig, zunächst dem Opfer genau zuzuhören, adäquat zu antworten und eine **gemeinsame Lösung** zu finden (☞ 5.4).

Es kann vorkommen, dass ein Opfer sagt, es wolle gar keine Anzeige erstatten oder es sollen sich keine Konsequenzen ergeben. Es sei für ihn ausreichend, sich alles von der Seele reden zu können. Dies muss dann akzeptiert werden. Allerdings ist dies abhängig von der Schwere der Tat.

Wichtig ist es, dass der Zuhörer die Angelegenheit seinem Vorgesetzten meldet oder sich bei einer neutralen Stelle, die sich mit solchen Angelegenheiten befasst, beraten lässt, damit nichts versäumt wird. Dies ist dem Opfer mitzuteilen.

Werden jedoch Missstände erkannt, ist es wichtig, diese aufzudecken und diejenigen zu informieren, die Abhilfe schaffen können, z. B. Heimleitung, Vorgesetzte. Dem Opfer sollte abschließend signalisiert werden, dass es jederzeit wieder kommen kann, falls es doch eine Verfolgung der Tat wünscht bzw. falls es anderweitig der Hilfe bedarf.

 Tipps für die Praxis

Zwei Dinge sind wichtig:
- ▶ Dem Opfer zuhören
- ▶ Die Gewalttat oder die Misshandlung nicht ignorieren.

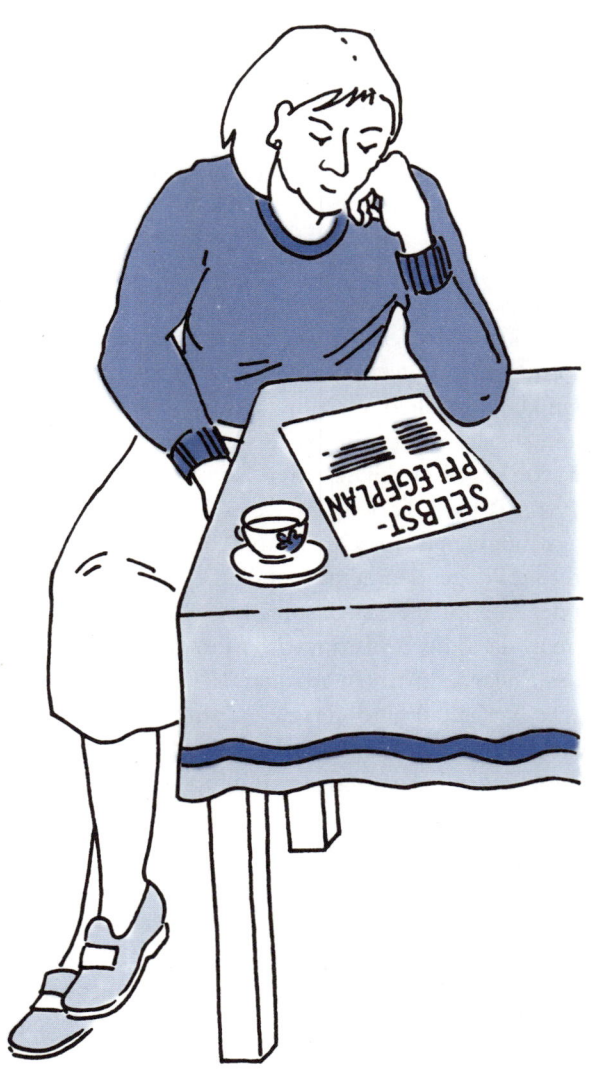

Psychohygiene   **6**
Pflegender

6.1 Eigene Grenzen erkennen und wahren

Um alten Menschen gerecht zu werden, müssen Pflegende das Vermögen besitzen, sich in den Pflegebedürftigen hineinzuversetzen, seine Nöte und Ängste zu verstehen und mit Abwehrmechanismen eines Betroffenen umgehen können.

Dies erfordert, dass auch AltenpflegerInnen auf die eigene Befindlichkeit achten, eigene Grenzen kennen und um eigene Schmerzgrenzen und Toleranzschwellen wissen.

Eigene psychosoziale Bedürfnisse und Befindlichkeiten müssen anerkannt und geachtet werden. Oft gilt es, dies auch gegenüber Vorgesetzten klarzumachen und durchzusetzen. Gerade Führungskräfte sollten sensibilisiert sein für die Bedürfnisse und die Notwendigkeit von Psychohygiene ihrer MitarbeiterInnen und auf Einhaltung von Pausen, Ferien und freier Zeit achten. Es gilt, mit dem geringstmöglichen Verschleiß an Arbeitskräften ein Maximum für die zu Pflegenden herauszuholen.

Jeder in der Altenpflege Tätige sollte bei sich selbst und anderen darauf achten, dass die Belastungssituation tolerabel ist und die Reaktion des Pflegebedürftigen adäquat. Überreaktionen und unangemessenes Verhalten und Reagieren sind oft Anzeichen für Überforderung und beginnendes Burnout.

Dazu gehört auch, belastungsgerecht eingesetzt zu werden und eine dem Anforderungsprofil entsprechende Vorbildung oder Einweisung zu erhalten sowie eine klare Kompetenzenregelung.

Eigene Grenzen werden auch dann überschritten und kosten unnötig Kraft, wenn Kompetenzen überschritten werden sollen und Verantwortlichkeiten ungeklärt sind. Auch bei fehlender Motivation können Belastungsgrenzen leicht erreicht werden.

Fallbeispiel
Altenpflegerin Anke ist gerade mit der Ausbildung fertig und ganz neu auf der Station. Sie sollte ein freies Wochenende bekommen, um zur Hochzeit ihrer Schwester zu fahren. Nun muss sie arbeiten. Als Jüngste im Team fiel ihr das zu. Das Wochenende davor hatte sie auch schon Dienst.

Was ist zu tun?

- Anke sollte selbst mit ihrer Bereichsleitung und den Mitarbeitern reden, um den Dienst zu tauschen
- Gemeinsam ist ein Kompromiss zu finden, bei dem nicht das ganze Wochenende von Anke, aber auch nicht vollständig von einem anderen übernommen werden muss.

 Es ist notwendig, die Grenzen der eigenen Geduld wahrnehmen und erspüren zu können. Das bedeutet, sich rechtzeitig abzugrenzen, bevor es zur Eskalation kommt.

Auch Belastungen im persönlichen Bereich können nicht vor der Tür der Pflegeeinrichtung abgegeben werden. Häufig wirken sie sich auf die Pflegesituation und Pflegebeziehung aus. Deshalb bedarf es des Austausches mit anderen. Das bedeutet, mit anderen über Schwierigkeiten reden zu können oder Entlastungsmöglichkeiten für sich persönlich zur Verfügung zu haben. Es gibt Tage, an denen auch eine AltenpflegerIn sich nicht so fit oder wohl fühlt. Gerade an solchen Tagen können Ekel und Abneigung gegenüber bestimmten Situationen auftreten, bei bestimmten Gerüchen oder Pflegetätigkeiten. Auch kann es sein, dass regelrechte Abneigung gegen die Pflegesituation empfunden wird. In einer solchen Situation ist es ganz wichtig, das Gespräch zu suchen, sich seiner Gefühle bewusst zu sein, sie anzunehmen, damit es nicht zu einer Misshandlungssituation kommt. Günstig ist es dann, eine KollegIn zu bitten, bei der Pflege zu helfen oder sie die Pflege übernehmen zu lassen.

Es ist wichtig, sich selbst von Zeit zu Zeit etwas Gutes zu tun. Jede AltenpflegerIn hat auch die Pflicht, für sich Möglichkeiten der Selbstpflege zu entwickeln. Das kann und wird ihr niemand abnehmen. Nur aus einer Position der eigenen Zufriedenheit heraus ist es möglich, auf andere adäquat einzugehen und ihnen Gutes zu tun.

Auch ist es ratsam, Überlastungssituationen mit KollegInnen und/oder der Heimleitung oder dem Vorgesetzten zu bereden und durch entsprechende Organisation der Arbeitsüberlastung zu begegnen.

6

6.2 Mit Kränkungen umgehen

Nicht immer sind Belastungen so massiv, dass körperliche oder seelische Schäden sofort entstehen. Oft sind es viele kleine subtile Dinge, die AltenpflegerInnen zu schaffen machen und zermürben. Es bleibt nicht aus, dass es bei der Pflege alter Menschen Enttäuschungen auf beiden Seiten gibt. Deshalb sind einige Grundeinstellungen zu beherzigen:

- Abwehr und Aggression durch alte Menschen nicht persönlich nehmen
- nicht versuchen, versäumte oder misslungene Erziehung in der Kindheit nachholen wollen
- versuchen, Abstand zu gewinnen und Hilfe in Anspruch zu nehmen, z. B. durch Reflexion des eigenen Verhaltens, Fallbesprechung, Supervision
- Ein rotierendes System in der Pflege entspannt häufig die Lage und verhindert Einseitigkeit.

Manche Belastung lässt sich im Vorfeld durch entsprechende **Arbeitsplatzgestaltung,** Ablauforganisation, Verminderung von Zeitdruck durch entsprechendes **Zeit- und Personalmanagement** und **Berücksichtigung von Pausen verhindern.**

Auch durch Kommunikationstraining lassen sich viele Missverständnisse ausräumen und es wird möglich, Eskalationen zu verhindern.

Eine **Ausbildung,** die das Verständnis für alte Menschen und Hintergründe von Erkrankungen beinhaltet, erleichtert adäquaten Umgang und Verarbeitung von Konfliktsituationen. Es gelingt, das Erlebte zu verstehen, indem **professionelle Distanz, Empathie, Humor** zusammenwirken. Auch eigene Gefühle wie Unbehagen müssen wahrgenommen und bearbeitet werden. Wichtig ist die professionelle Distanz gegenüber Menschen und Situationen, um Ereignisse nicht persönlich zu nehmen und im Übermaß an sich heranzulassen.

6.3 Eigene Reflexion

 Reflexion kommt aus dem lateinischen und bedeutet rückwärts wenden, zurückdenken, die Sache betrachten, bis der Sinn verstanden ist.

Reflexion heißt also, über eine Situation oder ein Geschehen nachzudenken, eigene Anteile zu überlegen und auch die anderer in die Überlegung mit einzubeziehen. Dazu kann gehören, über die eigene Stimmung nachzudenken, sich zu fragen, war ich ungeduldig, aggressiv, nervös oder intolerant. Dabei kann auch hinterfragt werden, ob die Würde des Menschen beachtet wurde oder ob dem Gegenüber das Gefühl vermittelt wurde, Zwang auszuüben, über ihn bestimmen zu wollen. Musste er etwas mit sich geschehen lassen oder fühlte er sich verstanden?

 Tipps für die Praxis
▶ Tagebuch zu schreiben ist eine gute Möglichkeit der Selbstreflexion.

6.4 Unterstützungsangebote nutzen

6.4.1 Supervision oder Fallbesprechung

Supervision in diesem Kontext bedeutet, die regelmäßige Besprechung bewohner- oder bereichsbezogener Probleme unter Leitung und Moderation eines speziell ausgebildeten Psychotherapeuten oder Supervisors.

Supervisionen sind in vielen Arbeitsbereichen Pflegender bereits üblich. Sie werden auch in Alten- und Pflegeheimen und entsprechenden Stationen angeboten. Günstig ist es, wenn alle Mitarbeiter

6

daran teilnehmen können. Die „stressende Situation" wird darge-stellt, der Konflikt wird vorgetragen, bearbeitet, Hintergründe beleuchtet und ggf. eine neue Strategie entwickelt. Auch der Austausch über „schwierige Menschen" findet hier Raum und die Strategieentwicklung dazu ist möglich. Ein weiteres Arbeitsfeld in der Supervision ist die Bearbeitung latent oder offen zu Tage tre-tender Konflikte zwischen Mitgliedern des Stationsteams. Ein wei-teres Gebiet ist das Ansprechen von persönlichen Schwierigkeiten und Überforderungen einzelner Mitarbeiter, gegebenenfalls das Thematisieren von Spezialsituationen (Sucht, Scheidung, Erkran-kung eigener Angehöriger).

Auch der Gebrauch der Sprache von Mitarbeitern kann in der Supervision reflektiert werden.

Fallbesprechung bedeutet, dass eine bestimmte Situation oder ein bestimmter Fall diskutiert wird. Dies kann im Team geschehen, ein speziell ausgebildeter Therapeut muss nicht anwesend sein. Da-mit die Fallbesprechung konzentriert abläuft, ist es sinnvoll, einen Moderator zu benennen.

6.4.2 Selbsterfahrung

 Selbsterfahrung bedeutet, dass unter Anleitung eines Thera-peuten die Möglichkeit besteht, eigene Konflikte zu bearbei-ten und abgewehrte Störungselemente und Widerstände auf-zudecken. Dies kann in der Einzelselbsterfahrung oder in der Gruppe geschehen.

In der speziellen Situation geht es darum, das Augenmerk auf die aktuell wirksamen Konflikte (in der eigenen Person oder im Um-feld), die in der Pflege entstehen, zu richten und auslösende Situa-tionen zu erkennen. Im Gespräch mit dem Therapeuten kann diese Konstellation bearbeitet werden.

Durch die Auseinandersetzung in der Selbsterfahrungsgruppe gelingt es, die Anpassungsprobleme an die Situation der Pflege zu bearbeiten, auftretende Probleme, Konflikte, Verhaltensweisen und Beziehungen können besprochen werden. Durch die fachkundige Anleitung lernen die Teilnehmer ihre eigene Situation mit Hilfe der anderen besser zu verstehen und zu verarbeiten. Ziel kann es sein gestörte Verhaltensweisen zu wandeln und eine günstige Entwicklung zu fördern, um krankmachende Konflikte zu verhindern und Perspektiven und Alternativen darzustellen.

6.4.3 Selbsthilfegruppen

 In **Selbsthilfegruppen** treffen sich Menschen mit gleichartigen Problemen regelmäßig zu einem Erfahrungsaustausch, um eigene, besondere Lebenssituationen zu bewältigen.

Die Selbsthilfegruppe dient der Information, dem Erfahrungsaustausch, der Entlastung für Pflegende, Angehörige, Betroffene. Sie stellen eine Gruppe dar, in der Betroffene mit Gleichgesinnten Austausch pflegen, was zu einer psychischen Entlastung und Distanz führt. Außerdem wird dadurch eine Verbesserung und Bewältigung der Lebenssituation gebahnt. Aufgrund der gemeinsamen Vertrauensbasis können die Beteiligten frei reden, da sie wissen, dass das Gesprochene vertraulich behandelt und nicht an Außenstehende weitergegeben wird. Nicht selten werden Selbsthilfegruppen genutzt, um eigene Alkohol- und Drogenprobleme mit gleichermaßen Betroffenen zu bewältigen.

6.4.4 Rollenspiel

 Das **Rollenspiel** ist ein handlungsorientiertes Spielverfahren, bei dem Situationen des Berufs- und Alltagslebens simuliert werden. Im „Als-ob-Charakter" des Spiels lassen sich in bestimmten Situationen gezeigte Verhaltensweisen reflektierend nachspielen. Es besteht die Möglichkeit, Empathie (Einfühlung) einzuüben, Konfliktstrategien zu erproben und Lösungsmöglichkeiten durchzuspielen. Darüber hinaus ermöglicht das Rollenspiel, sich in die Lage eines anderen zu versetzen, wenn dessen Rolle übernommen wird.

Günstig ist es, kritische Situationen im Rollenspiel oder mit einem entsprechenden Verfahren bereits im Vorfeld einzuüben. Im Rollenspiel ist es möglich, jeweils beide Seiten und die eigene Wirkung auf andere Menschen darzustellen und zu analysieren. Sowohl in der einen, z. B. als Pflegender, als auch in der anderen Rolle als Pflegebedürftiger kann dies zu neuen Einsichten und zu neuen Verhaltensweisen führen.

6.4.5 Debriefing

 Beim **debriefing** wird ein Vorfall unter Leitung speziell ausgebildeten Personals bearbeitet, Gefühle werden ventiliert und als normal erlebt. Die „debriefer" müssen deshalb den gleichen Rang haben, den Ort des Vorfalls kennen und dürfen selbst nicht in das Geschehen verwickelt sein.

Es kann in folgenden Schritten vorgegangen werden:

- Ist es zu einer Gewaltsituation gekommen, ist der erste Schritt unmittelbar nach dem Vorfall, alle Beteiligten, Personal und Pflegebedürftige unter Leitung eines debriefers zu versammeln, um den Vorfall zu besprechen.
- Wünscht ein Beteiligter keine Teilnahme, so sollte er sich zurückziehen dürfen.
- Gestattet werden soll nicht, dass ein Angegriffener sofort nach Hause fährt ohne eine Art der Konfliktbewältigung erfahren zu haben.
- In einer Frist von 48–72 Stunden sollte mit dem Betroffenen ein psychologisches debriefing stattfinden. Mögliche Fragen könn-

ten sein: Was ist eigentlich geschehen, was waren die auslösen-
den Faktoren, wie war meine Rolle während des Zwischenfalls,
was habe ich dabei gefühlt, verspürt, wie fühle ich mich jetzt, wie
werde ich mich morgen oder in den nächsten Tagen fühlen, was
kann geschehen, um solche Ereignisse in Zukunft zu vermeiden.

Dieses Verfahren bringt allen eine große Entlastung in einer
schwierigen Situation.

6.4.6 Entlastende Hilfsangebote

Es kann eine große Unterstützung sein, sich entlastende Hilfsangebote in der Pflege zu suchen, z. B. eine Putz- oder Pflegehilfe gerade
bei familiären oder bei häuslicher Pflege einzustellen. Auch teil-
oder stationäre Behandlung wahrzunehmen kann entlasten. Es gibt
auch Kuren oder Urlaub mit den alten Menschen in speziell dafür
eingerichteten Heimen.

Zu entlastenden Hilfsangeboten gehört darüber hinaus auch die
pflegegerechte Ausrüstung der Wohnung, z. B. eine rollstuhlgerech-
te Dusche oder Haltegriffe an der Badewanne, sowie ggf. die Inanspruchnahme von „Essen auf Rädern".

6

Literatur- und Adressverzeichnis

7

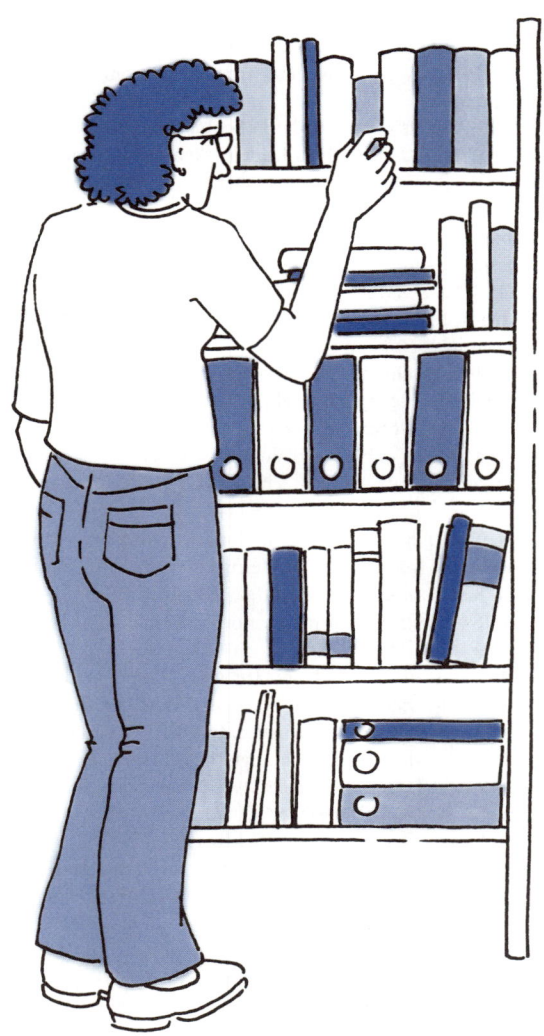

Verwendete und weiterführende Literatur

Adler, A. (1908): Die Aggression im Leben und in der Neurose. Fortschritte der Medizin. Abgedruckt in Heilen und Bilden. Frankfurt.

AGP (Aktion gegen Gewalt in der Pflege): Memorandum der AGP Bonn, April 1999 in: Pflegezeitschrift Heft 2/2000, Kohlhammer Verlag Stuttgart

Anonymer Bericht einer Altenpflegerin in: Heilberufe Heft 6/2000, Verlag Urban & Vogel, Berlin

Arendt, H. (1995): Macht und Gewalt, S. 55 ff. Piper Verlag München

Bandura, A. (1979): Aggression. Eine soziallerntheoretische Analyse. Klett-Cotta Verlag Stuttgart

Bauer, I. (1996): Die Privatsphäre der Patienten. Huber Verlag Bern

Blum, M. (1997): Den Ursachen zu Leibe rücken. In: Altenpflege 9/97, S. 31–33

Böcker, F. (1973): Suizide und Suizidversuche in der Großstadt, dargestellt am Beispiel der Stadt Köln, Thieme Verlag Stuttgart

Bundesministerium für Familie und Senioren (Hrsg.): Kinderschutzzentrum Berlin: Kindesmisshandlung. Erkennen und Helfen. Bonn 1992

Deimling, G. (1991): Gewalt gegen alte Menschen. ZfSH/SGB 1991, S. 66 ff

Dollard, J., Doob, L. W., Miller, N. E., Mowrer, O. H. Sears, R. S. (1970): Frustration und Aggression. Weinheim

Dörner, K. (1991): Psychiatrische Erstbegegnung in Würde. In Borsi, M. B. (Hrsg.). Die Würde des Menschen im psychiatrischen Alltag (S. 148–154). Vandenhoeck & Ruprecht Verlag Göttingen

Eastmann, M. (1985): Gewalt gegen alte Menschen. Lambertus Verlag Freiburg i. B.

Eisenmenger, W. (1989): Die Begutachtung von Dekubitalulcera. Beiträge zur gerichtlichen Medizin, Band XLVII 345–347

Erlemeier, N. (1992): Suizidalität im Alter. Bericht über den aktuellen Forschungsstand. Studie im Auftrag des Bundesministeriums für Familie und Senioren. Band 12.1. Kohlhammer Verlag Stuttgart/Berlin/Köln

Finkenzeller, R. (1999): Wohl dem, der noch zubeißen kann. FAZ Nr. 75, 30. 3. 99, S. 13

Fisk, J. (1991): Abuse of the elderly in: Hacoby, R., Oppenheimer, C. (Hrsg): Psychiatry in the elderly. Oxford University, Press, Oxford/New York/Tokyo. S. 901–914

Freud, S. (1978): Jenseits des Lustprinzips. GW XIII. S. 1–69. In: Freud, S.: Das Ich und das Es und andere metapsychologische Schriften. Frankfurt/M.

Frindte, W. (1993): Die Gewalt herrscht . . . Aspekte einer sozialpsychologischen Betrachtung. In: W. Kemp, W. Frindte, G. Sommer & M. Spreiler (Hrsg.), Gewaltfreie Konfliktlösungen. A. Sanger, Heidelberg, S. 17–34

Gelles, R. J. (1993): Through a sociological lens: social structure and family violence in: R. J. Gelles & D. R. Loseke (Hrsg.): Current controversies on family violence (pp. 31–46). Newbury Park. Sage.

Gelles, R. J.: (1987): The violent home. Beverly Hills.

Grond, E. (1997): Altenpflege ohne Gewalt. Vincentz Verlag Hannover

Grond, E (1989): Schimpfen, Schlagen, Beißen, Fußtritte und sexuelle Nötigung in: Altenpflege 14, 511–512 aus 1989

Harris, Klie, Th. & Ramin, E. (1995): Heime zum Leben. Vincentz Verlag Hannover

Hirsch, R. D. (1997): Aggression und Gewalt in: Buijssen, H. D. J., Hirsch, R. D.: Probleme im Alter

Hirsch, R. D. (1997): Einblicke in eine Gewalt – Waschanlage Altenpflege, Heft 9, S. 29–31

Hirsch, R. D., Kranzhoff, E., Hrsg.: Schiffhorst, G. (1999): Untersuchung zu Gewalt gegen alte Menschen. Bonner HSM Studie. Bd. 2. Bonner Schriftenreihe „Gewalt im Alter", S. 53–117

Hirsch, R. D., Kranzhoff, E. U. (1999): Prävention von Gewalt gegen alte Menschen: Im häuslichen Bereich und in Einrichtungen. Bd. 3. Bonner Schriftenreihe „Gewalt im Alter". Bonn.

Kelmer, O., Stein, A. (1977): Aggressionen in: Willmann-Institut, S. 9

Klemens, U. (1991): Schlüsselqualifikationen für gesundheitliche und sozialpflegerische Berufe. Leuchtturm Verlag

Klie, Th. & Scholz-Weinrich, G. (1992): „Wider den Pflegefall", Eine Kampagne KDA. Köln: KDA

Kranich, M. (1998): Aggressions- und Gewaltphänomene in der Altenarbeit. Bd. 1, Bonner Schriftenreihe „Gewalt im Alter". Bonn.

Lorenz, K. (1993): Das so genannte Böse. Zur Naturgeschichte der Aggression. 19. Aufl. Wien: Borotha-Schoeler

Milgram, S. (1969): Group pressure and action against a person. Journal of Abnormal and Social Psychologie, 1964, 69, S. 137–143

Pillemer, K. A. (1985): The dangers of dependency: New findings on domestic violence against the elderly. Social Problems, 33, 146–158

Podnieks, E. & Pillemer, K. A. (1989): Survey on abuse of the elderly in Canada. Ryerson Polytechnical Institute Toronto

Pöhls, V., (1988): Die Anwendung von Suizidtheorien zur Erklärung von Suiziden alter Menschen. In Böhme, K. & Lungershausen, E. (Hrsg.). Suizid und Depression im Alter. Roderer Regensburg, 143–161.

Rückert, S. Bitte wegschauen. Die Zeit Nr. 2 vom 7. 1. 1999, S. 9 ff

Schneider, H. D., Sigg, E. (1990): Gibt es das: Gewalttätigkeit in Alters- und Pflegeheimen? Bericht 1/1990

Schwind, H. D., Baumann, J., Lösel, F., Remschmidt, H., Eckert, R., Kerner, H.-J., Stümper, A., Wassermann, R., Otto, H., Rudolf, W., Berckhauer, F., Kube, E., Steinhilper, M., Steffen, W. (1990): Ursachen und Kontrolle von Gewalt. Analysen und Vorschläge der Unabhängigen Regierungskommission zur Verhinderung und Bekämpfung von Gewalt (Gewaltkommission). Band I – IV. Duncker & Humblot Berlin

Selg, H. (1982): Aggression als wissenschaftlicher Begriff. Versuch einer Explikation. In: Hilke, R., Kempf, W. (Hrsg.) Aggression: naturwissenschaftliche und kulturwissenschaftliche Perspektiven der Aggressionsforschung. Huber Verlag Bern/Stuttgart/Wien

Söhnchen, U.: Artikel in: Heilberufe ambulant Heft 1/2000, Verlag Urban & Vogel, Berlin

Söhnchen, U.: Artikel in: Heilberufe ambulant Heft 4/2000, Verlag Urban & Vogel, Berlin

7

Sparks, R. F. (1981): Surveys of victimization an optimistic assessment. In: M. Ton-ry & N. Morris (Eds.), Crime and justice. An annual review of research (Vol. 3, pp. 1–60), University of Chicago Press Chicago

Stabenau, H. J., Siemens AG, Erlangen: Leittext zu Schlüsselqualifikationen für Kommunikationsseminare, 1994

Stengel, E. (1969): Grundsätzliches zum Selbstmordproblem. In: Ringel, E. (Hrsg.). Selbstmordverhütung. Huber Verlag Bern/Stuttgart/Wien, 9–50

Straus, M. A., Gelles, R. J., Steinmetz, S. K.: (1980): Behind closed doors. Garden City/New York: Anchor Press/Doubleday

Tschab, E.: Antwort auf den anonymen Brief einer Altenpflegerin in: Heilberufe Heft 8/2000, Verlag Urban & Vögel, Berlin

Voßmann, U., Wernado, M. Alkoholabhängigkeit im Alter – Erscheinungsbild und Behandlung . In: Fachverband Sucht e.v. (Hrsg.) Sucht aktuell. Heft 3/96, S. 13–22

Wetzels, P., Greve, W. (1996): Alte Menschen als Opfer innerfamiliärer Gewalt – Ergebnisse einer Kriminologischen Dunkelfeldstudie. Z Gerontol. N. Ger 29 (3), 191–200

Wetzels, P., Greve, W., Mecklenburg, E., Bilsky, W., Pfeiffer, C. (1995): Kriminalität im Leben alter Menschen. Eine altersvergleichende Untersuchung von Opfererfahrungen, persönlichem Sicherheitsgefühl und Kriminalitätsfurcht. Ergebnisse der KFN-Opferbefragung 1992, Bd. 105, Schriftenreihe des Bundesministeriums für Familie, Senioren, Frauen und Jugend. Kohlhammer Verlag Stuttgart/Berlin/Köln

Wojnar, J. (1995): Freiheitsentziehende Maßnahmen und Demenz. BtPrax, 4:12–15

7

Adressen, die weiterhelfen

Alzheimer Gesellschaft Berlin e.V.
c/o SEKIS
Albrecht-Achilles-Str. 65
10709 Berlin
Tel. 0 30/89 09 43 57

Arbeitskreis der Opferhilfen (ADO)
Barbara Kanne
c/o Frauenberatungsstelle
Ackerstr. 144
40233 Düsseldorf
Tel. 02 11/68 68 54

Beratungsstelle für Ältere und deren Angehörige
Kirchgasse 1
72070 Tübingen
Tel. 0 70 71/2 24 98

bob. Beratung für Opfer und Zeugen von Straftaten e.V.
Beratungsstelle/Senior(inn)enprojekt
Am Dobben 14–16
28203 Bremen
Tel. 04 21/32 05 90
Fax 04 21/3 36 56 59

Bundesarbeitsgemeinschaft der Seniorenorganisationen
Interessenvertretung älterer Generation
Stockenstr. 14
53113 Bonn
Tel. 02 28/63 53 91

Bundesinteressenvertretung der Altenheimbewohner (BIVA)
Postfach 12 47
53911 Swisttal-Heimerzheim
Tel. 0 22 54/28 12

Bundesseniorenvertretung e.V.
Schwedenstr. 2
65239 Hochheim am Main
Tel. 0 61 46/56 36

Deutsches Zentrum für Altersforschung
Bergheimer Str. 20
69115 Heidelberg

7

Deutsche Gesellschaft für Gerontologie und Geriatrie
Zwillingstr. 22
23568 Lübeck

Die Brücke
Beratungsstelle für ältere Menschen und ihre Angehörige
Martinistr. 29
20251 Hamburg
Tel. 0 40/4 60 21 58

Förderverein Gerontopsychiatrie e.V.
Prof. Dr. Dr. R. Hirsch,
Erkens MA.
Münsterstr. 2
53123 Bonn

Gay and Grey
Am Hawerkamp 31
48155 Münster
Tel. 0 25 04/35 32
Telefax 02 51/66 56 61

Gesellschaft für Gerontotechnik
Max-Planck-Str. 5
58638 Iserlohn
Tel. 0 23 71/95 95 0
Fax 0 23 71/95 95 20

„Handeln statt Misshandeln"
Münsterstr. 21
53111 Bonn
Tel. 02 28/69 68 68
Fax 02 28/63 63 31

Informationsbüro Pflege und Pflegebeschwerdestelle
Magdeburger Str. 17
28077 Bremen
Tel. 04 21/3 61 82 21

Initiative gegen Gewalt im Alter e.V. Siegen
Hauptstr. 56
57074 Siegen-Kaan
Tel. 02 71/6 60 97 87

Kuratorium Deutsche Altenhilfe
An der Pauluskirche 3
50677 Köln
Tel. 02 21/93 14 70
Fax 02 21/9 31 84 76

Lebenswert e.V.
Beratung und Hilfen für ältere Menschen und deren Angehörige
Meyerbeerstr. 24
13088 Berlin
Tel. 0 30/9 23 03 77

Pflege in Not
Diakoniestation Südstern
Zossener Str. 24
10961 Berlin
Tel. 0 30/69 59 89 89
oder 0 30/69 59 88 98
Fax 0 30/6 94 69 94

Senioren-Schutz-Bund
„Graue Panther" e.V.
Ratenaustr. 2
42277 Wuppertal
Tel. 02 02/6 65 53 43

Seniorenschutz – Telefon gegen häusliche Gewalt im Alter
(Humanistischer Verband)
Wallstr. 61–65
10179 Berlin
Tel. 0 30/44 05 38 97

Sozialverband Reichsbund e.V.
Beethovenallee 56
53173 Bonn
Tel. 02 28/9 56 40
Fax 02 28/9 56 43 11

Weißer Ring e.V.
Weberstr. 16
55130 Mainz
Tel. 0 61 31/8 30 30

7

Index